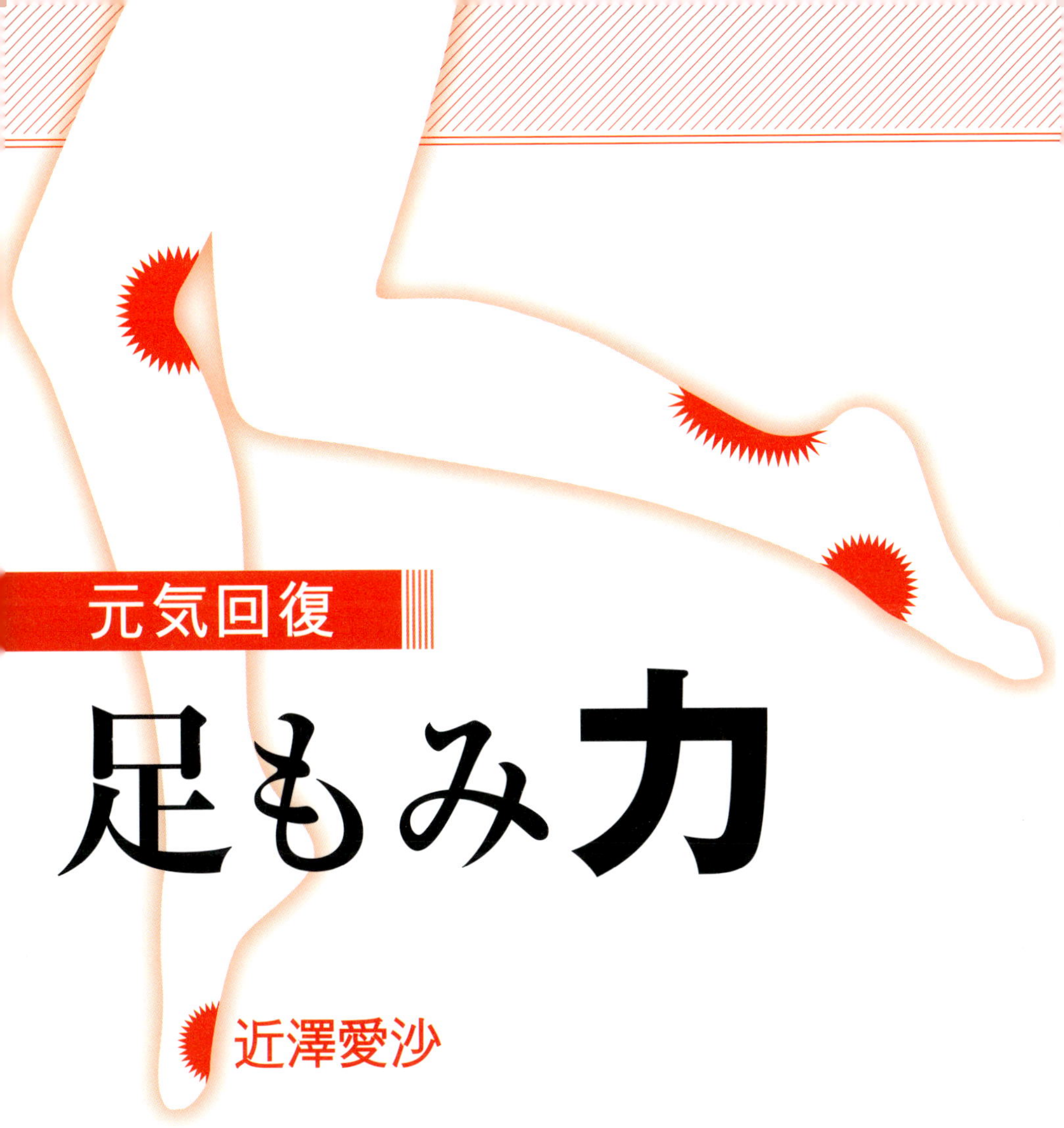

元気回復

足もみ力

近澤愛沙

WANIBOOKS

プロローグ

いつも私は言います
「先生と呼ばれるような人ではありません」と…

この本を通じてお伝えしていくOhanaの「足もみ療法」は、日本の医療として定められているものでもなければ、私が発明した健康法という訳でもありません。それでも、古くから東洋において「足ツボ」は認知され、足もみ療法は今日までひとつの「健康法」として親しまれています。

この何気なく伝わる健康法ですが、実は凄い力を持っているのです。私はこの足ツボによって病気を克服することが出来たひとりです。

この事実を、そこから学んだ知識や知恵を、少しでも多くの人に伝えていきたいと、そう思うようになりました。誰にだって自分の手で病を治したり、病を予防することが可能なんだという、そんな可能性を広げて繋げていきたいのです。

それが命を救われた、今生かされている私の、役割ではないだろうかと考えています。

この本を手にして足もみ療法をお試し頂く皆様に慎んで申し上げます。
お店のOhana療法を通して起きた奇跡のもと、この度『元気回復　足もみ力』を出版して頂く運びとなりました。
絶対はありませんが、誰でも簡単に出来る最良の治療法だと感じて下さい。
そして信じて下さい。

治ると信じるイメージが、
きっとあなたを救ってくれる。
そう、自分を救えるのは自分自身なのだから…

Truth of beauty Ohana 主宰　近澤愛沙

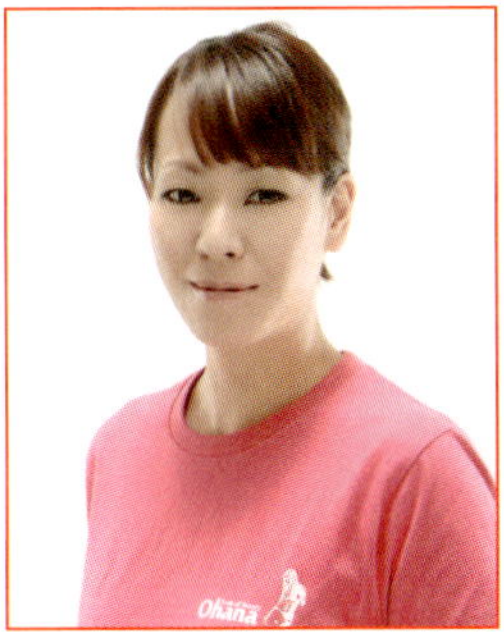

世界一痛い足もみの魅力　*1

身体のことから精神的なことまで
全て言い当てられてしまいました

田村淳
（ロンドンブーツ1号2号）

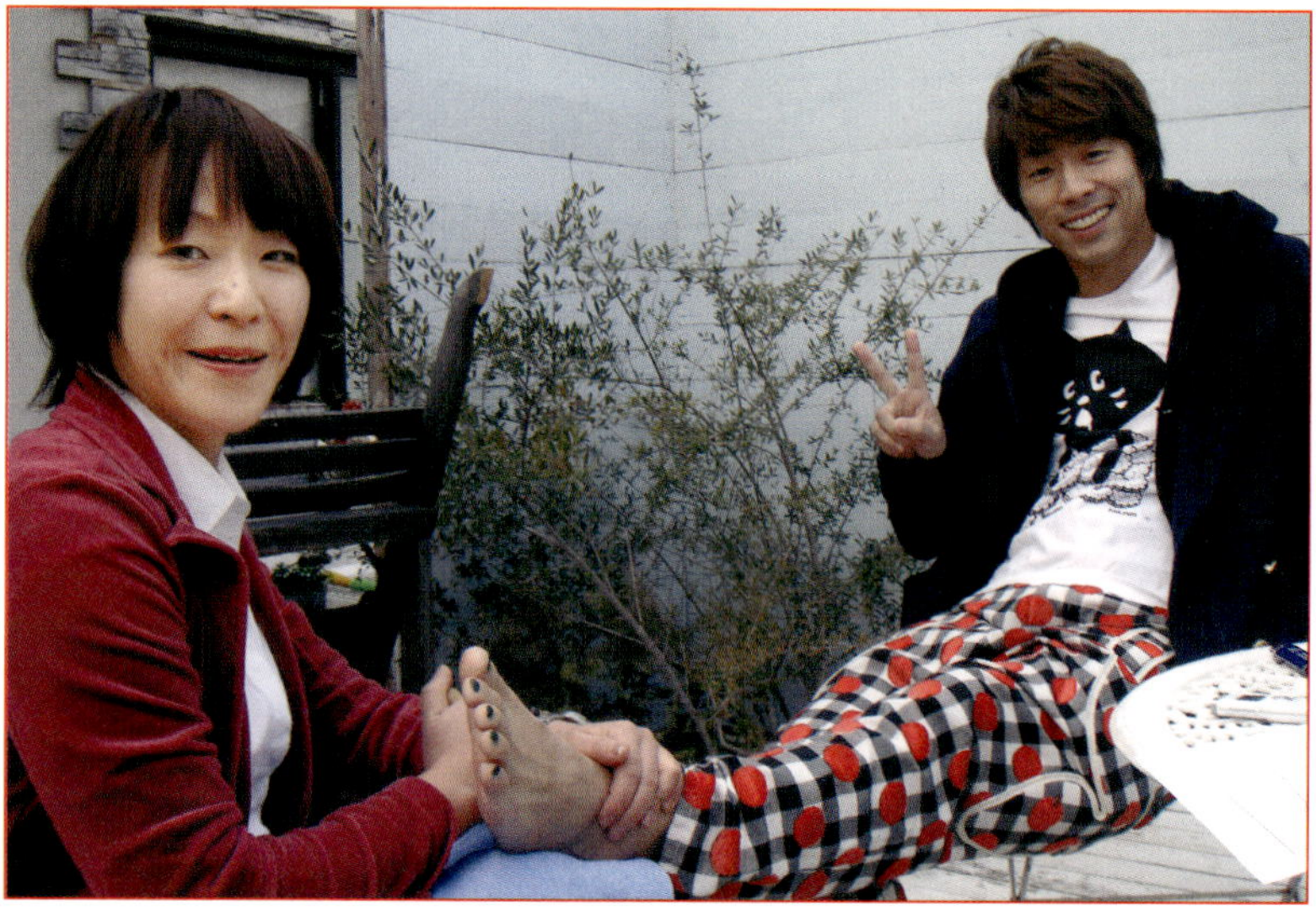

がんを治しちゃう凄い人がいると聞いて、まずは話だけ聞こうとお会いしたんです。そこで足もみの理論の説明を受けたら凄く納得出来て、やって頂くことにしました。痛いと言っても知れてるでしょ…と思ったら、俺が生きて来た中で一番痛かった。でも、パッと手を離したら足が軽くなってあとを引かない。終わったあとは凄く身体が楽になりました。

先生は気さくだし、心のメンタルもしてくれます。自分でがんを治しているから説得力があるし、つらさをわかっているからほかの先生とは違う。今後、自分の身体がしんどくなったり病気になった時は、真っ先に先生に相談しに行きます！

世界一痛い足もみの魅力　*2

足もみで健康を維持していれば好きなだけ食べて飲んでOKって言うんです！

土屋アンナ

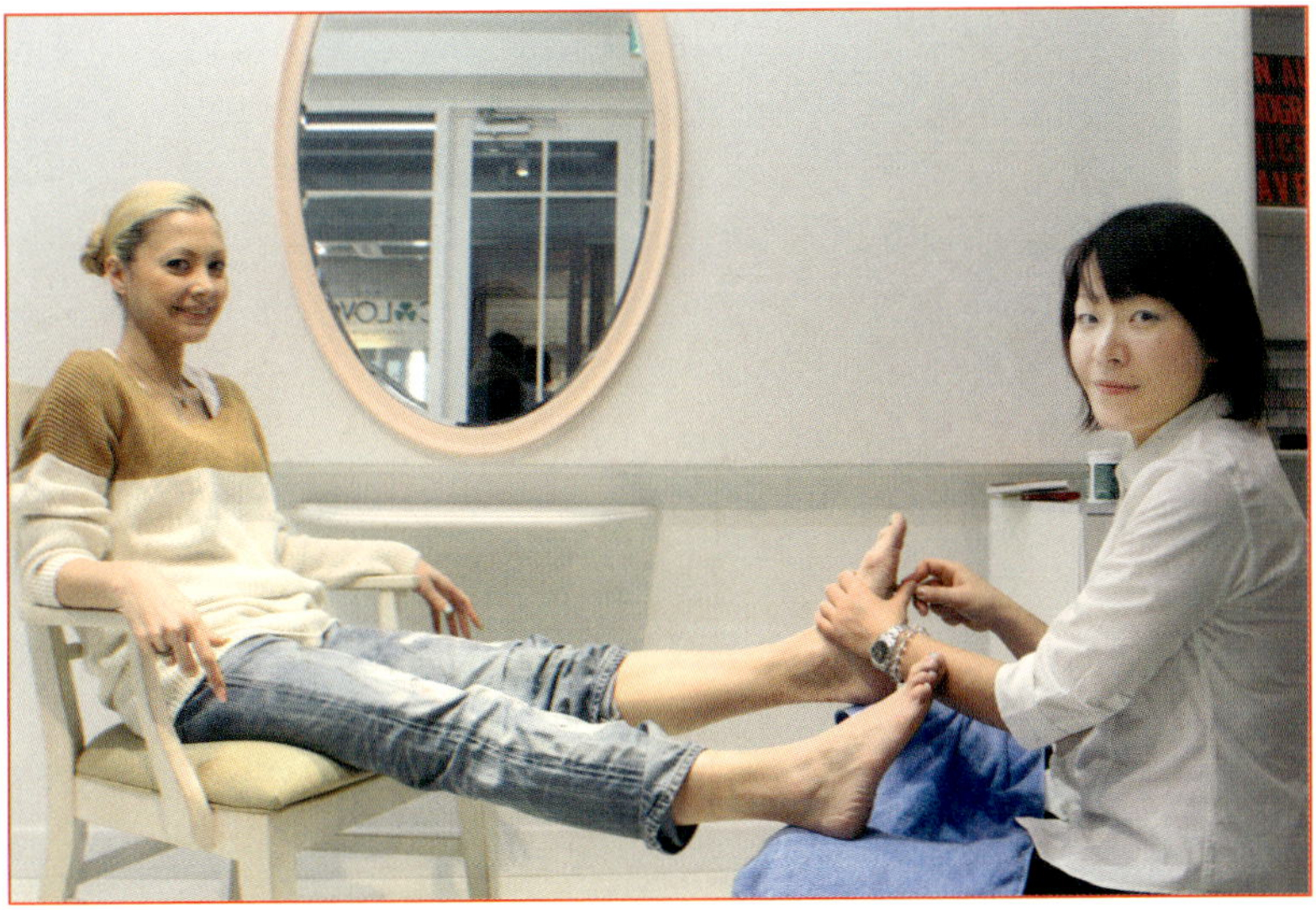

マッサージが好きで色んなマッサージを受けるんですが、どれもリラクゼーションとしては気持ちいいけど、大抵1日で身体が戻っちゃうんです。その点、彼女の足もみは見た目にも感じ方も全然違う。まずは施術のあとに物凄く眠くなって身体が元気になる。そして翌日以降、「私ってこんなに溜めこんでいたの?」ってくらい排泄がしっかりされるんです。ただし、とにかく痛い！出産よりも痛いです（笑）。

彼女はとてもパワフルでパワーを持った人。そしてとても安心出来ます。人間としても出会えてよかったです。東京に住んでくれないかな!? そうすればもっと健康になれるのに！

撮影協力／CLOVE 03-3780-6677

《目　次》

目次

第1章

もむと痛いのはなぜ？
Ohana式足もみの魅力

Ｏｈａｎａ式　足もみ療法の魅力

ストレス社会と呼ばれる現代人が暮らす環境。ストレスが育てる心の病も様々な名前を持つようになり、薬品や治療法が続々と生まれています。西洋医学では技術と進歩の先に可能性を求める一方、東洋医学においては、昔から「病は気から」だと言われ続けています。東洋医学では根本治癒といった原理を見つめるためか、病を自然にある力で治そうとします。これは何世紀も変わらない史実であり、事実なのだから不思議です。どちらが正しいという訳ではありませんが、Ｏｈａｎａ式の「足もみ療法」は至極東洋的だと言えます。

ご存じの通り、人の身体は全身にツボを持っています。特にツボが集中している部分を大きくわけると、上から、頭（頭髪が生えている部分）、顔、耳、鼻、胴体、両手、両足と7箇所あります。中でも足に着目することから『足ツボ療法』は生まれました。なぜ心臓から一番遠い位置にあたる〝足〟なのでしょう。

身体の中で生じる汚れ（老廃物）は血液よりも重く、重力によって足に溜まり、やがて詰まります。全身に血液を送るポンプの役割をする心臓は、心臓から一番遠い足に血液を送り届け、静脈を通って再び心臓まで還らなくてはなりません。その途中で、余分な不純物を尿で排泄させるという大事な役割を足は担っているため、第二の心臓と呼ばれているのです。ようは、足が第二の心臓として働かなくては、身体が健康な状態にはなれないのです。「老化は足から」ということわざがあるように、足の循環器系統をメンテナンスすることが非常に大切なこと。足ツボこそ自己治癒能力を最大限まで引き出すリセットボタン、それがＯｈａｎａ療法です。

まずはこの本を読んで、足を一度だけもんでみて下さい。あまりに簡単な手段で、しかも「楽になった」と実感して頂けるはずです。１週間意識して続けることで、驚くほど身体が軽く感じるようになっているはずです。

Ohana式足もみ療法を勧める理由
人に頼るだけの健康法…
それってなんだかおかしくないですか?

最近ニュースになっている医者不足や、一部の無責任な医者や役人による薬害事件、単に金銭を目的とした心療内科の濫立による多くの不祥事、健康や美容を語る詐欺まがいのビジネス…。それでもつらくてしょうがないから医者や専門家を頼りにするしかないのです。でも、それでいいのでしょうか? だからこそ、自分自身で始められる健康法、人に頼らない健康法を勧めていきたいのです。まずは自分の身体を意識することから。特に体内の状態を足は教えてくれます。例えば足のむくみや角質の状態、乾燥によるカサカサなど、足裏を触ることで体調の変化に気付くことが出来ます。足は身体の異常がいち早く現れる箇所だと知っておいて下さい。つまり、毎日足を気にかけて触ってあげることで、自分の健康状態と向き合えるようになるのです。意識し続けることで生活習慣に溶け込み、それが病気の予防にも繋がる。健康について自分で考えることが、本当の健康法だと考えています。

ひと昔前なら乾布摩擦やラジオ体操、今なら半身浴やヨガなど、自分の心掛けで出来る健康法は数多くありますが、足もみはその究極だと言ってよいでしょう。特殊と言える方法でもなく、器具も必要ありません。そして何より費用がかからないため、容易に継続することが出来ます。自分の手が届く範囲にあるその足をもむだけで、身体の状態がわかるようになり、治療や予防にも繋がるのです。いつでもどこでも誰にでも出来て、効果が早く副作用がないのも特徴です。

Ohana式足もみ療法は…

1 副作用がなく、驚く程健康を取り戻せる

2 健康状態を自分で把握出来、病気の予防に効果がある

3 いつでも誰でも簡単に出来る

4 お金がほとんどかからない

がんは自分で治す！

私が宣告を受けたのは24歳の時。風邪で内科にかかった時、「紹介状を書くので今すぐ大きな病院へ行って下さい」と。言われるまま指定された病院に行くと「甲状腺に腫瘍があります。よくここまで気付きませんでしたね。5センチ×8センチですよ」と宣告。医師からすぐに手術を勧められましたが、危険性を調べたところ20％の確率で声が出なくなるとか。私の性格上、自分はこの20％に当てはまると思い、「死」もイメージしました。

それでも3カ月後に手術を決め悶々としていたところ、がんも100％治ると言い切る「若石健康法」の先生に出会いました。疑いを持つよりも〝治る〟という言葉に反応し、早速挑むことに。甲状腺のツボを押したあの時の痛みを今でも忘れられません。身体全体に電気が走ったような、そんな痛みでした。

そして患部である甲状腺だけではなく、腎臓、膀胱、脳下垂体、頚椎、胸椎も悪くなっていることがわかりました。甲状腺が悪くなると血液循環が阻害になり、前述の部位が悪くなるのです。確かに当時の私は肥満（165センチ、72キロ）でしたし、排泄が弱く胸に妙な痛みが走ったりと身に覚えのあることばかり。これらが蓄積して、甲状腺に腫瘍という形で現れたという原理には納得するばかりでした。

以来痛みに耐え不安を全て足もみにぶつけると、次第に痛みがなくなり体調がよくなりました。自信満々で2カ月後に検診を受けると、願いとは裏腹にがんは大きくなっていました。原因を若石健康法の先生に尋ねると、『この療法ではがんは一度大きくなる。まだ痛いところがあるはず』と。更にひたすら足をもみ続けて手術前の検診を受けたところ、がんは影も姿もなくなっていました。この時の喜びはどんな手段を使っても表現しきれません。

現在がんが見つかってから10年。病院にお世話になることなく、元気にお酒、タバコ、不摂生、そして足もみを続けています。身体のバランスが崩れると足が先に痛みとして教えてくれるので、身体をリセット出来るからです。

病院を選ぶ前にまず自分で出来ることから。予防するという意識を持っていれば、いつでも健康な状態でいられるはずです。

水虫は一刻も早く治そう！　がんに注意。

水虫は根治出来ないと言われますが、そんなことはありません。もちろん毎日お風呂に入っているとかいないとか、そんな話ではありません。水虫の原因は白癬菌と言われ、その菌が足の裏に溜まった栄養を食べることで水虫になります。足の裏には水虫の好む栄養がたっぷりあるため足に水虫が集中するのですが、ではなぜ足に栄養が溜まるのでしょうか？

足は心臓から一番遠い部分。想像してみて下さい。川の下流にはよく濁った汚れが溜まっていますよね。人間の身体にも同じです。心臓が水源地とすれば、足は一番の下流。川は海に出てゆきますが、血液はまた心臓に戻り、溜まった足の老廃物の掃除は出来ません。これが足の裏に老廃物が溜まってゆく原因なのです。

もうおわかりのように、水虫の退治は白癬菌を餓死させることです。水虫は足の皮膚の表面近くを住処とするため、足の浅いところにある餌を無くしてしまえばよいのです。

数日間、足の痛みがある箇所を全てもみ潰すことで、水虫の餌を粉砕して、血液の中に戻して排泄してしまいましょう。塗り薬よりも、足もみの方が経済的にも安上がり。そして根治までの時間も圧倒的に短いのです。

菌は湿気を好み、低体温の人間を好みます。ということは、平熱が低い人は水虫＝ガンになりやすいということになります。足もみをすると足が温かくなります。平常体温を保ち続けることで、水虫の住めない身体を作りましょう。

低体温の人
《36度未満》

- 水虫が好む環境で、水虫菌をすぐにキャッチ
- がんが住みやすい環境

平常体温の人
《36度以上》

- 水虫が出来にくく、水虫菌に触れてもうつらない
- がんが苦手な環境

タコ・ウオノメは足もみで治る

タコ・ウオノメは圧迫した靴や固い革靴、ヒールからの原因がほとんどです。しかし足が悲鳴をあげているのではなく、身体が悲鳴をあげているのです。健康な人と、身体に不調がある人に同じ靴を履かせて実験してみましょう。不思議なことに身体に不調がある人のみ、自分の病気の足ツボの箇所にタコや魚の目が出来ます。病は足からです。足から病気を教えてくれます。タコ・魚の目が出来た場所を足裏の図で照らし合わせてみて下さい。きっと思い当たる症状があると思います。

タコ・魚の目がある人は、その箇所をもむと痛みを感じるはずです。これらは削ったり軽石でこすったりしても、また同じように出来てしまいますが、それはその箇所の臓器が弱っているから。もんでいれば嘘のように消えてしまいますし、消えたころには、思い当たった身体の症状も改善されていることでしょう。

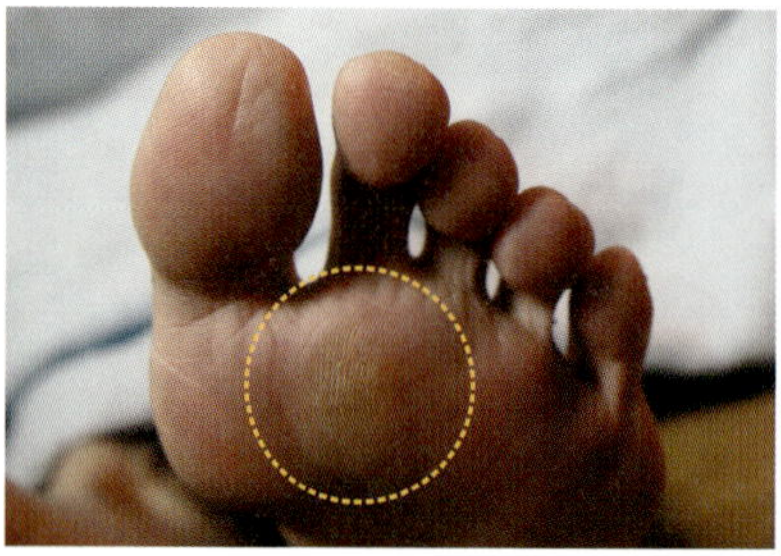

第2章

足もみを始める前に
心得・準備・注意事項

足をもむと痛みが出るのはなぜ？

足のツボや周辺についている老廃物が、神経などに触れることによって痛みを感じます。初めて足をもむと、これまで蓄積してきた老廃物や食品の添加物などが溜まっているので、どんな人でも痛みを感じるでしょう。逆にあまり痛みを感じない人はたくさんの老廃物がついていることが多く、一度柔らかくほぐさないと、取れません。力を入れやすい姿勢で体重をしっかりのせ、硬い皮膚をもんで柔らかくしていけば、必ずツボに届き、痛みがおこるようになります。痛みがおこれば、あとは痛みがなくなるまでもむことです。

痛みの強さは年齢ではなく、今まで飲んだ薬や病気、むくみをどのくらい放っておいたかによります。また、現在なんらかの病気がある人は、健康な人よりも痛みを激しく感じます。

どんなに硬い人でも、痛みのある人でも毎日続けていけば長くて3カ月で改善されます。素直に痛みと期間限定で戦ってみて下さい。3カ月後に自分に全て幸として返ってくる痛みだと気付いてもらえることでしょう。

痛みの感じ方

サロンに通う方の言葉をそのままお伝えすると、「出産と同じくらいの痛み」（人によっては出産以上とも…）と例えられます。棒で押しているだけなのに、場所によっては針で刺されたような痛みを感じることもありますが、悪いところがなければ嘘のように痛みを感じません。

1　大の大人がのたうち回る痛み、ズドンとした痛み

足のツボや周辺についている老廃物を動かすことにより神経に触れ、男性のほとんどが耐えられないズドンとした痛みを感じます。この痛みをなくすにはプロがもんでも1カ月はかかります。身体に不調のある人は是非この痛みに出会ってもらいたいです。

2　針を刺すような痛み

硬いところがほぐれ出した時に電気が走るような痛みと、針を刺すような痛みを感じることがあります。電気が走るような痛みは面積が広く少し長めに痛みを感じますが、針を刺すような痛みは押した瞬間にチクッとした痛みです。

3　やけどのような痛み

足にクリームやオイルをつけないと、棒が滑らず足の裏で摩擦が起き、やけどのような痛みを感じる。せっかちな方がなりやすいので、もむ時はこするのではなく、棒で押すことを心がけて下さい。

4　もんだあと、かゆくなることも

足をもむことによって、老廃物が流れ血液が上手く流れるようになります。そのため、急激に血液が流れるのでかゆみを伴いますが、時間とともにすぐにかゆみは収まり治っていきます。

足のツボを知ろう！

左足裏のツボ

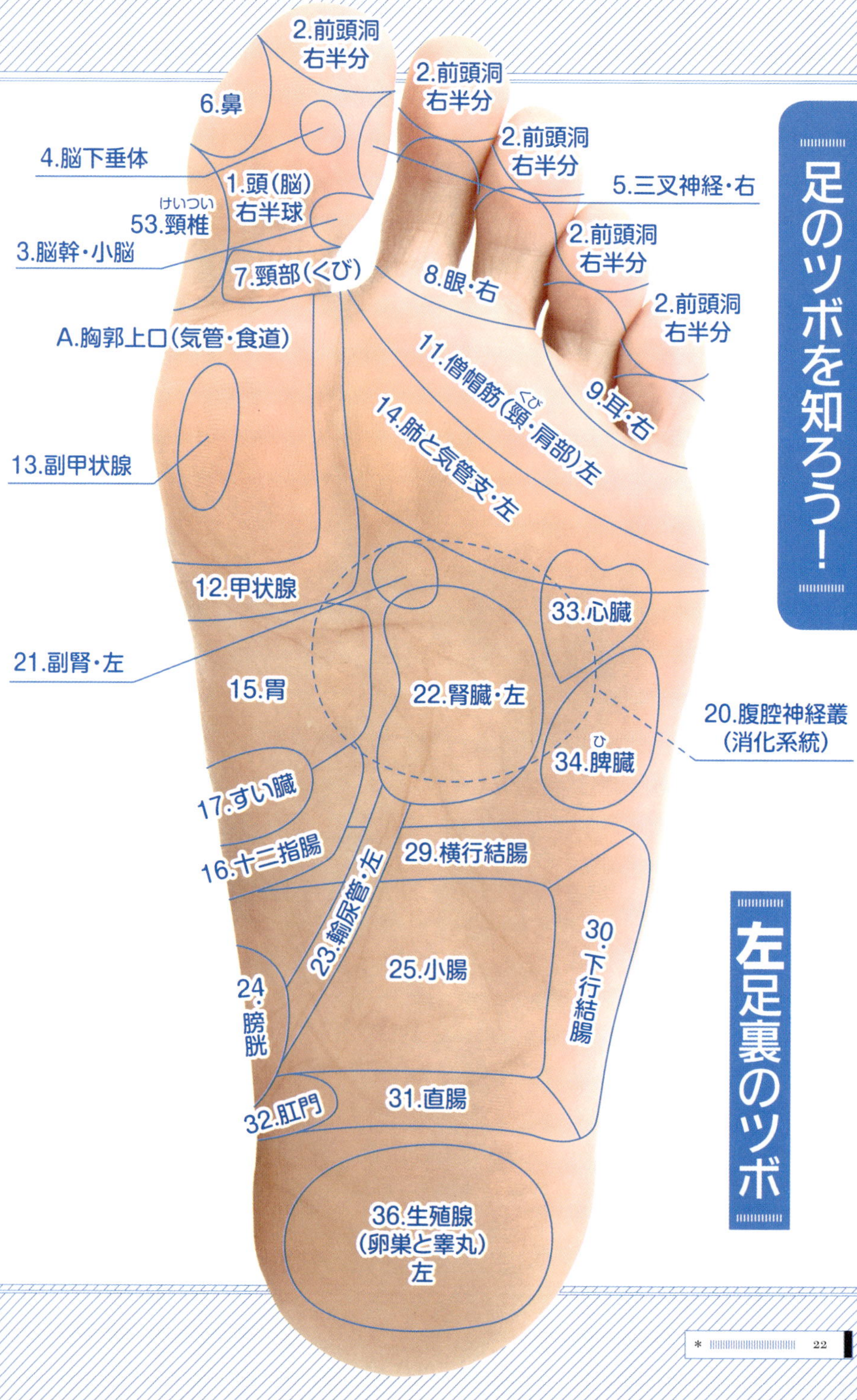

2.前頭洞 右半分
2.前頭洞 右半分
2.前頭洞 右半分
2.前頭洞 右半分
2.前頭洞 右半分
6.鼻
4.脳下垂体
1.頭(脳) 右半球
5.三叉神経・右
53.頸椎《けいつい》
3.脳幹・小脳
7.頸部(くび)
8.眼・右
A.胸郭上口(気管・食道)
11.僧帽筋(頸《くび》・肩部)左
9.耳・右
14.肺と気管支・左
13.副甲状腺
12.甲状腺
33.心臓
21.副腎・左
15.胃
22.腎臓・左
20.腹腔神経叢 (消化系統)
34.脾《ひ》臓
17.すい臓
16.十二指腸
29.横行結腸
23.輸尿管・左
30.下行結腸
25.小腸
24.膀胱
32.肛門
31.直腸
36.生殖腺 (卵巣と睾丸) 左

右足裏のツボ

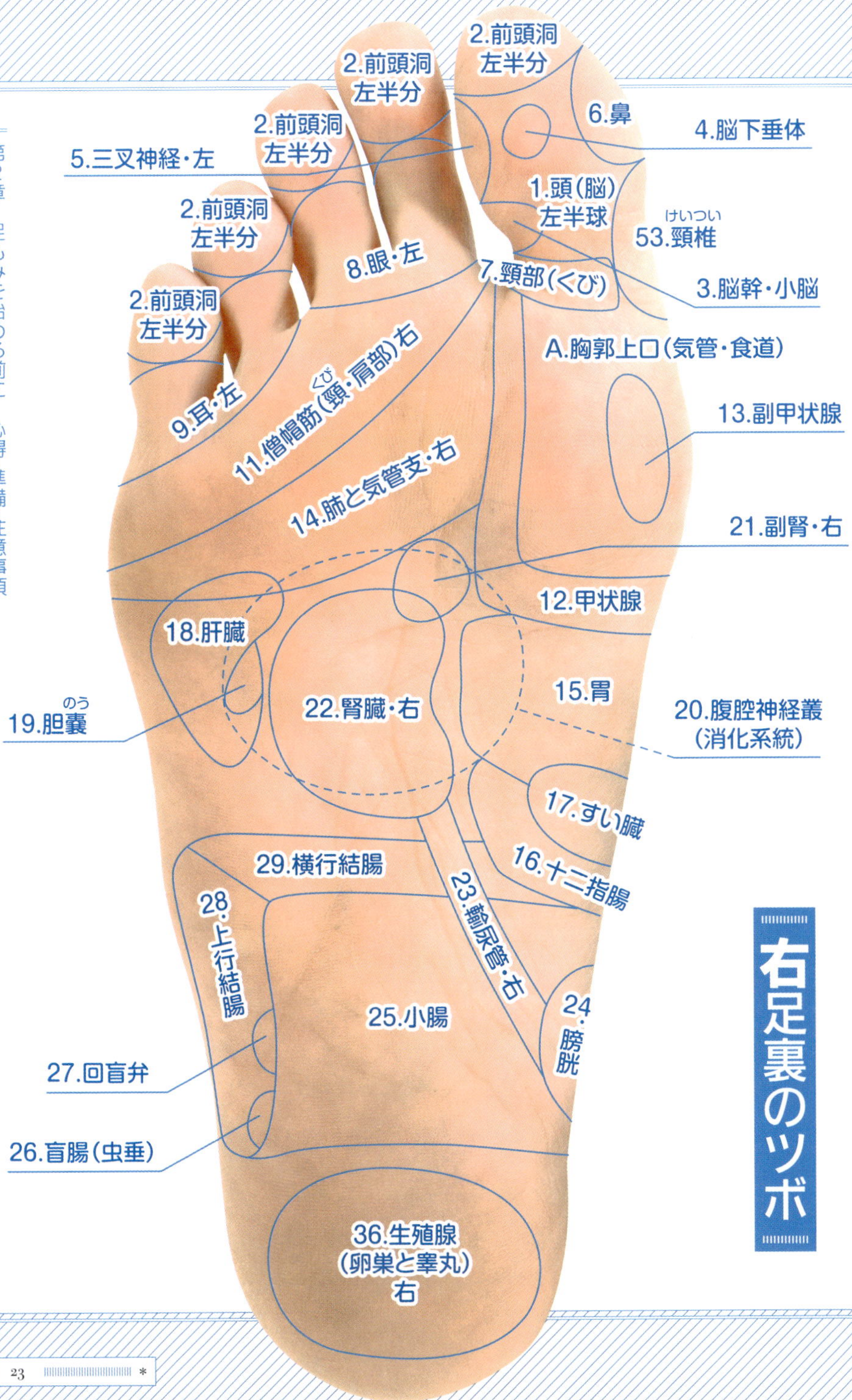
2.前頭洞
左半分
2.前頭洞
左半分
2.前頭洞
左半分
2.前頭洞
左半分
2.前頭洞
左半分
6.鼻
4.脳下垂体
5.三叉神経・左
1.頭(脳)
左半球
53.頸椎《けいつい》
8.眼・左
7.頸部(くび)
3.脳幹・小脳
A.胸郭上口(気管・食道)
11.僧帽筋(頸《くび》・肩部)右
9.耳・左
13.副甲状腺
14.肺と気管支・右
21.副腎・右
12.甲状腺
18.肝臓
22.腎臓・右
15.胃
19.胆嚢《のう》
20.腹腔神経叢
(消化系統)
17.すい臓
29.横行結腸
16.十二指腸
28.上行結腸
23.輸尿管・右
24.膀胱
25.小腸
27.回盲弁
26.盲腸(虫垂)
36.生殖腺
(卵巣と睾丸)
右

足の内側のツボ

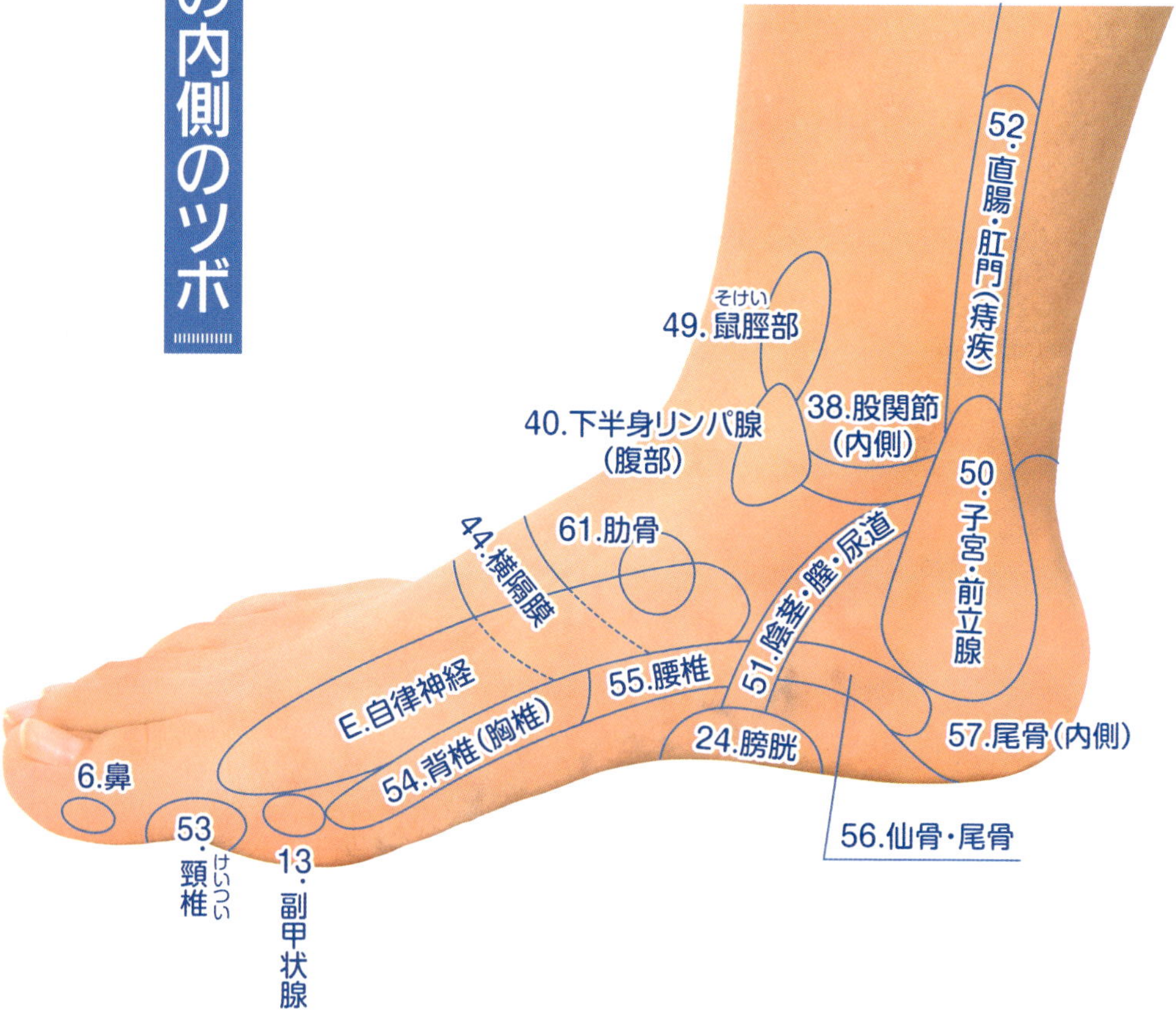

52.直腸・肛門(痔疾)
49.鼠脛《そけい》部
38.股関節(内側)
40.下半身リンパ腺(腹部)
50.子宮・前立腺
44.横隔膜
61.肋骨
51.陰茎・膣・尿道
55.腰椎
E.自律神経
54.背椎(胸椎)
24.膀胱
57.尾骨(内側)
6.鼻
53.頸椎《けいつい》
13.副甲状腺
56.仙骨・尾骨

足の外側のツボ

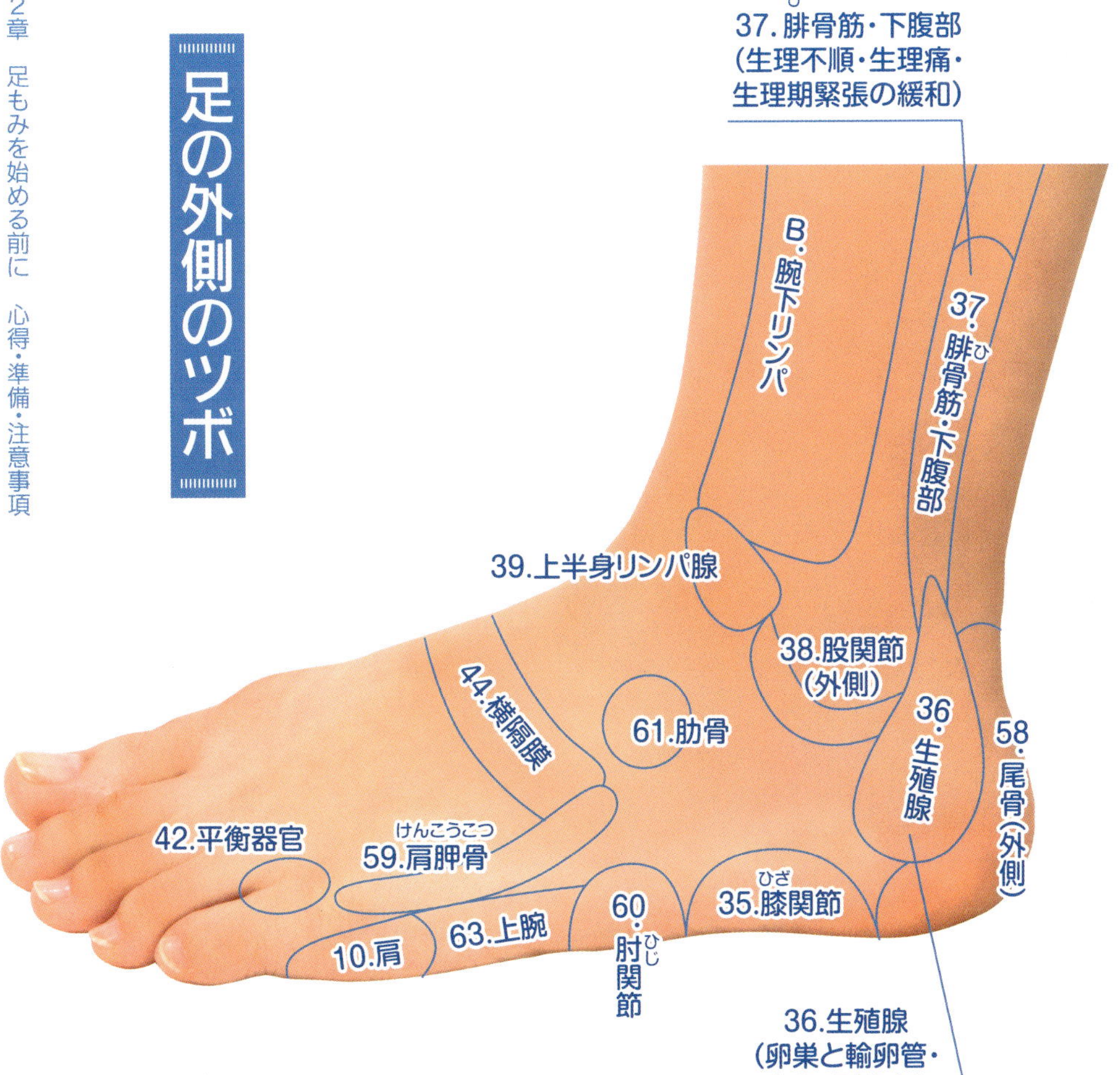
37.腓《ひ》骨筋・下腹部
（生理不順・生理痛・
生理期緊張の緩和）
B.腕下リンパ
37.腓《ひ》骨筋・下腹部
39.上半身リンパ腺
38.股関節
（外側）
44.横隔膜
61.肋骨
36.生殖腺
58.尾骨（外側）
42.平衡器官
59.肩胛骨《けんこうこつ》
35.膝《ひざ》関節
60.肘《ひじ》関節
63.上腕
10.肩
36.生殖腺
（卵巣と輸卵管・
睾丸・副睾丸）

足の甲のツボ

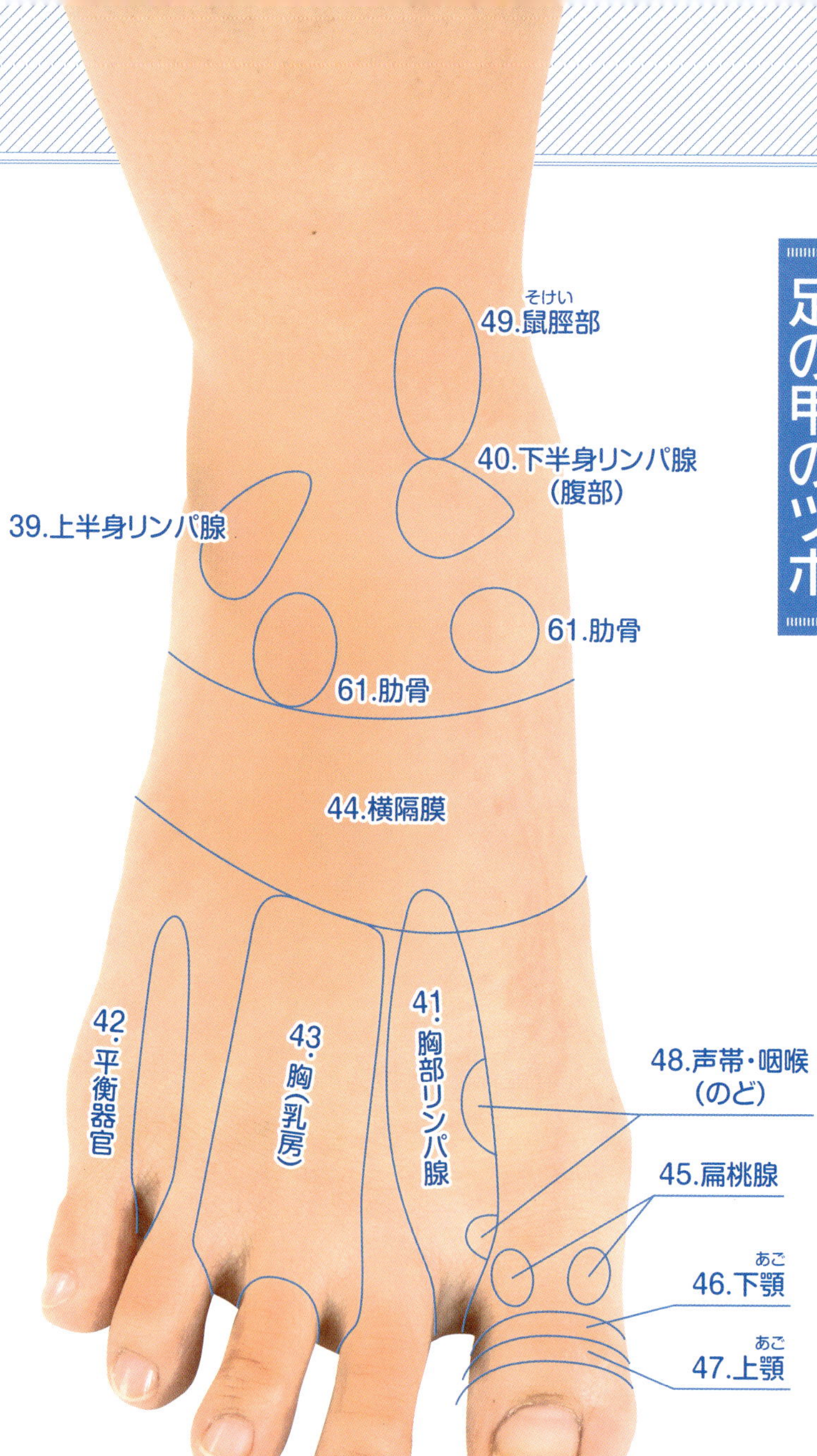

49.鼠蹊部《そけい》
40.下半身リンパ腺
(腹部)
39.上半身リンパ腺
61.肋骨
61.肋骨
44.横隔膜
42.平衡器官
43.胸(乳房)
41.胸部リンパ腺
48.声帯・咽喉
(のど)
45.扁桃腺
46.下顎《あご》
47.上顎《あご》

足首から膝のツボ

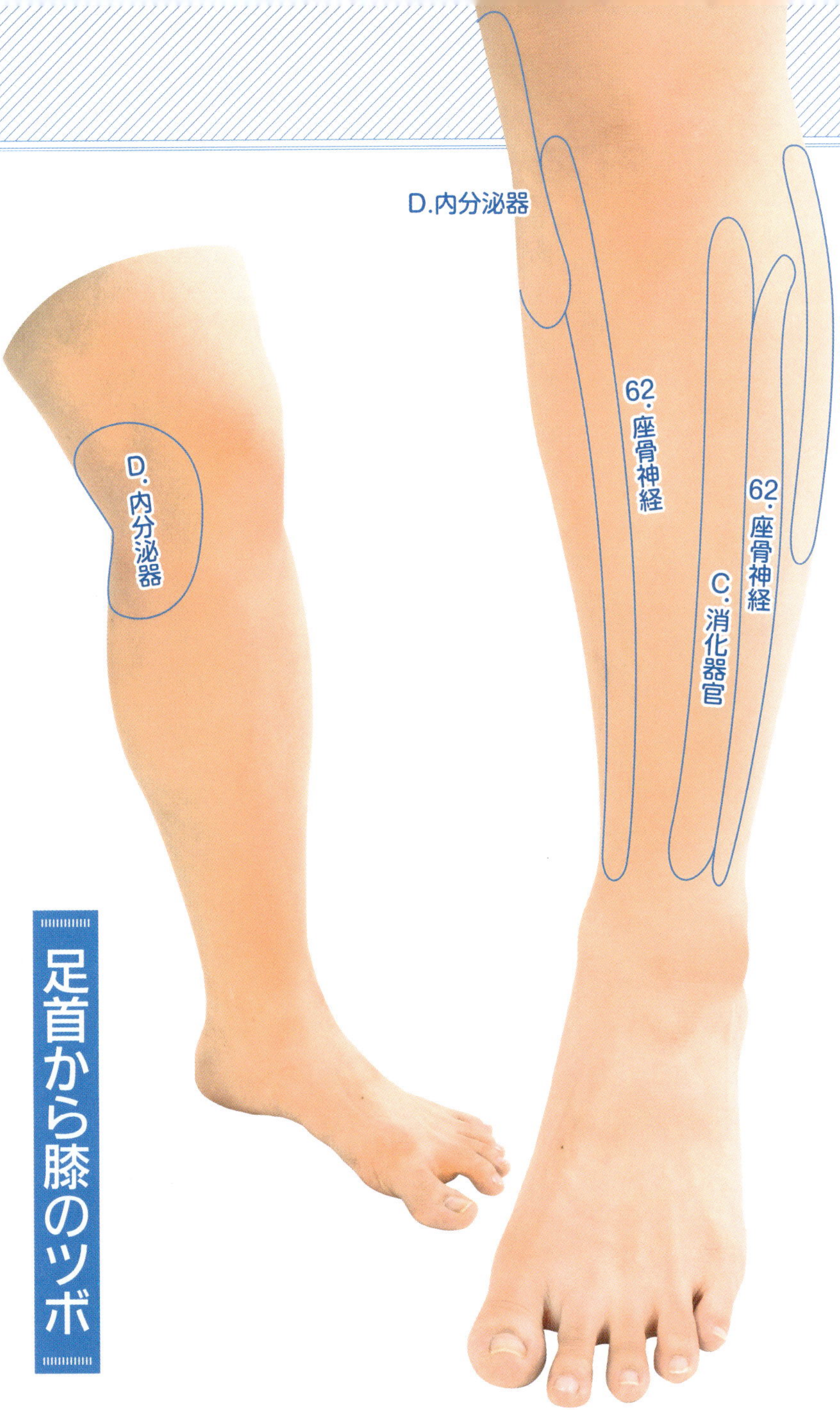

棒とクリーム、最後に飲む白湯を準備しよう

Ohana式の足もみは、必ず棒とクリームが必要です。

手に力がなく強く押すことが出来ない方も、棒とクリームがあれば大丈夫。棒を使ってツボや周辺の老廃物を取り除き、終わったあとは必ず白湯を500cc飲みましょう。

1 棒

長さ12cm程のすりこぎを小さくしたような棒がおすすめ。手でもむより力が強く入り、手も疲れず、細かいツボまで届きます。また、指の側面や指股、指先など、細かなところまで万遍なく力を入れてもめます。

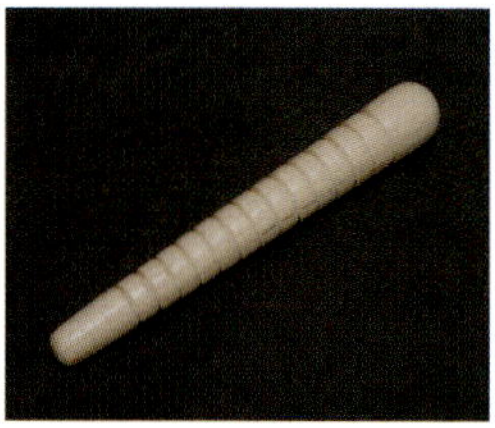
あんま棒　420円（Ohana）

2 クリーム

足を棒でもむ時、クリームは皮膚を滑らかにし、滑りやすくしてくれる上、マッサージによる摩擦を防いでくれます。そして老廃物（ブチブチしているところ）も流れやすくなり均等な力でもむことが出来ます。均等な力でもむことによって「痛い」と感じる部位が弱っているという自己判断が出来ます。

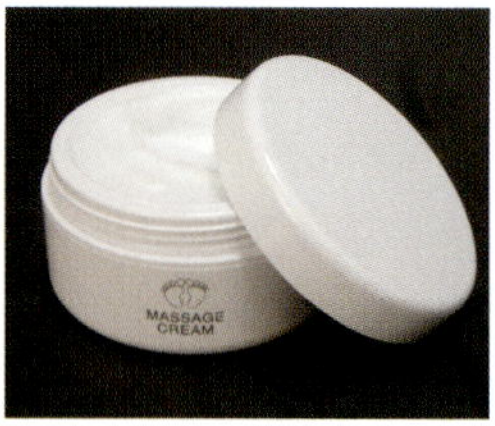

クリーム　1,680円（Ohana）

3 白湯

もみ終わったら、30分以内に白湯を500cc以上飲みましょう。老廃物を静脈に流しても、白湯で体外に排泄しなければ元に戻り、もんだことが無駄になります。どうしても白湯が飲みづらい方は、ウーロン茶や番茶を薄めても構いませんが、胃や肝臓の負担になり治療期間が長くなります。

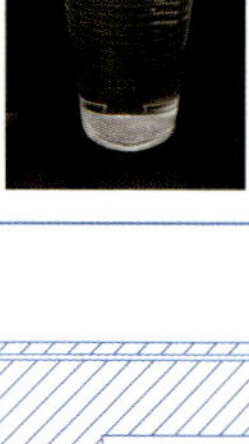

足もみで必ず守ること「これだけは知っておこう！」

1. 食後1時間はもまない
2. 足をもむ時に はっ水性（浸透しない）クリームを塗ること
3. 左足から必ずもみ始めましょう
4. 始めと終わりは排泄器官（副腎→腎臓→輸尿管→膀胱→尿道）を必ずもむ
5. 足裏から膝上までを万遍なく、ゴリゴリを潰すように痛いくらいにもむ
6. もみ終えたら、30分以内に白湯500cc以上必ず飲む。5分だけもんでも同様です
7. 妊娠中、生理中もOK。どんどんもみましょう ※妊娠初期はプロの指導のもと
8. 理想は1日両足で40分、時間がなければ5分でも！
9. 病気中の方は5分からスタート
10. 手術後は、傷口が完治してからもみましょう

もみ始めによく出る症状と、効果が出ない時の原因

もみ始めてから1～6週間くらい経つと、尿の色が濃くなり、においが少し強くなります。これは、排泄作用がよくなり、老廃物が体外に排泄され始めた証拠です。ほかにも一時的に次のような反応があります。

《足をもむことで、最初に出る反応》

- 尿が濃い
- 尿のにおいがいつもよりきつい
- やたらと眠くなる
- 身体がだるい
- 口が渇く
- 肩や腰など身体に凝りを感じる
- もんだ場所や関連する場所が痛くなる
- リンパ腺に障害がある場合、くるぶしが腫れる
- 食欲旺盛（ダイエット中の人は、腹が空いたら白湯を飲んでセーブ）
- 嘔吐（子供のころから胃腸が弱い人は特に）
- 大腿の皮膚の薄いところから微量の出血

これらはごく短時間で消える反応なので、心配はいりません。もむのを中止すると、最初からのスタートになります。必ず超えなければならないところなので、我慢して毎日続けて下さい。

これらの症状が だんだん消えてくると…

- 身体が軽くなる
- 肌が白くツヤツヤする（若返る）
- 太っている人は、体型に合わせて痩せてくる
- 尿の量が増し、安定した排泄が出来る
- 性格が穏やかになり、明るくなる
- 足のにおい、体臭がなくなる
- 視野が広くなり、目に力が入り輝きが出る

など…

また、効果が出ない時は次のことが考えられます。

- 力が足りない。強く、ゆっくり、深くもむ。
- 部分的にしかもんでいない。膝上まで万遍なくもむ。
- 白湯を飲んでいない。または５００cc以下の量である。
- 睡眠が足りない（7時間以上が理想）。

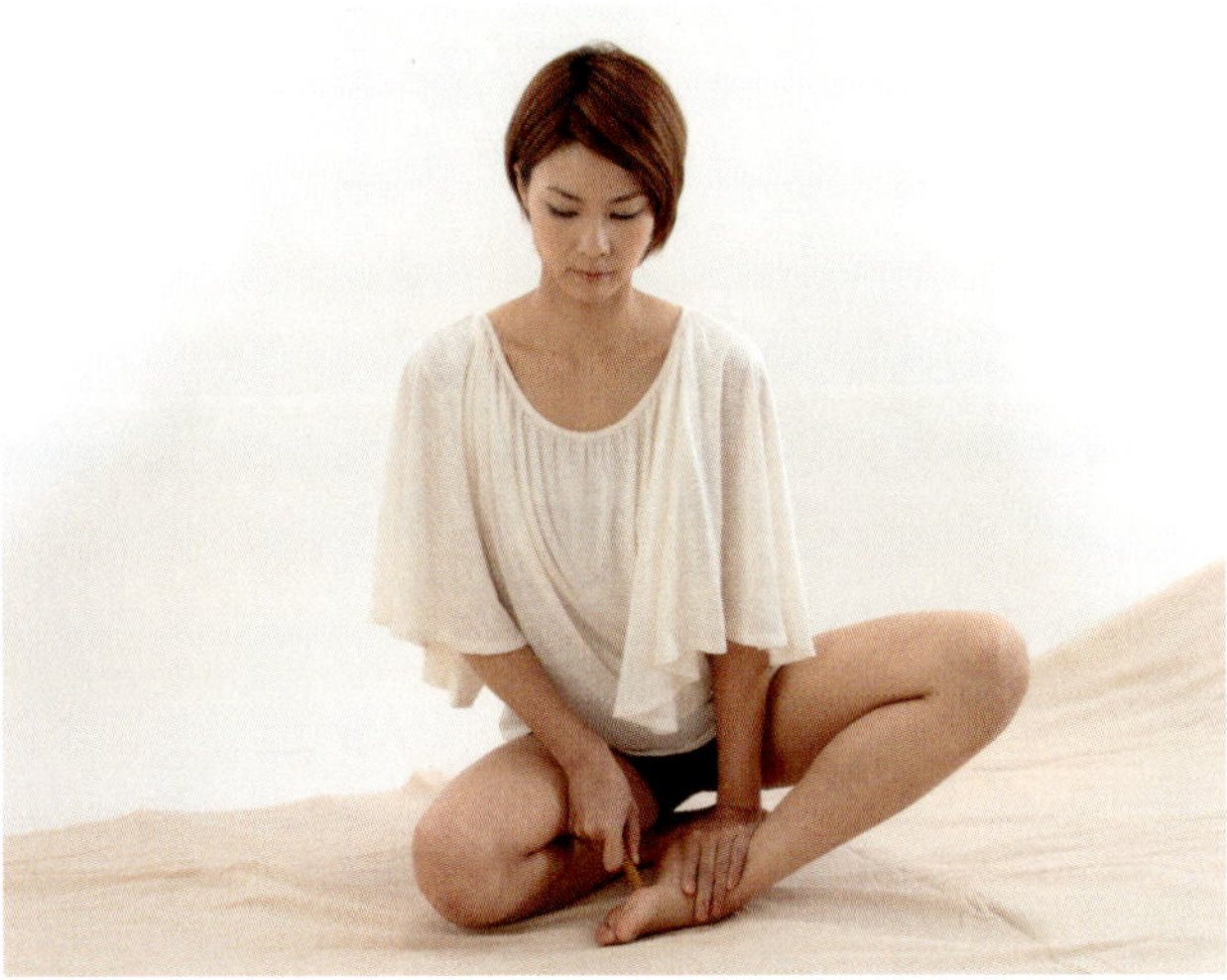

足をもむ時の姿勢 ～これをマスターしたら怖いものなし！～

足もみは誰にでも、いつからでも、どこでも出来る、自分で自分の身体を改善する健康法です。副作用もない安全な方法なので、人にもやってあげられます。

ただし、姿勢に気をつけて下さい。決して難しいことではありません。もみたい場所に対して棒が90度垂直に当たるポジションを作り、その棒を持ったまま腕立て伏せが出来るような姿勢を作って下さい。その腕立て伏せで上がってくる力を利用してもんでいきます。想像すると凄い力が加わっていることに気づくと思います。期待する効果を求めるには、押した力が必ず足のツボに対して常に90度垂直になるように力いっぱい押圧していきましょう。写真のように押圧の良い例を示しましたので、参考にして下さい。

棒の持ち方

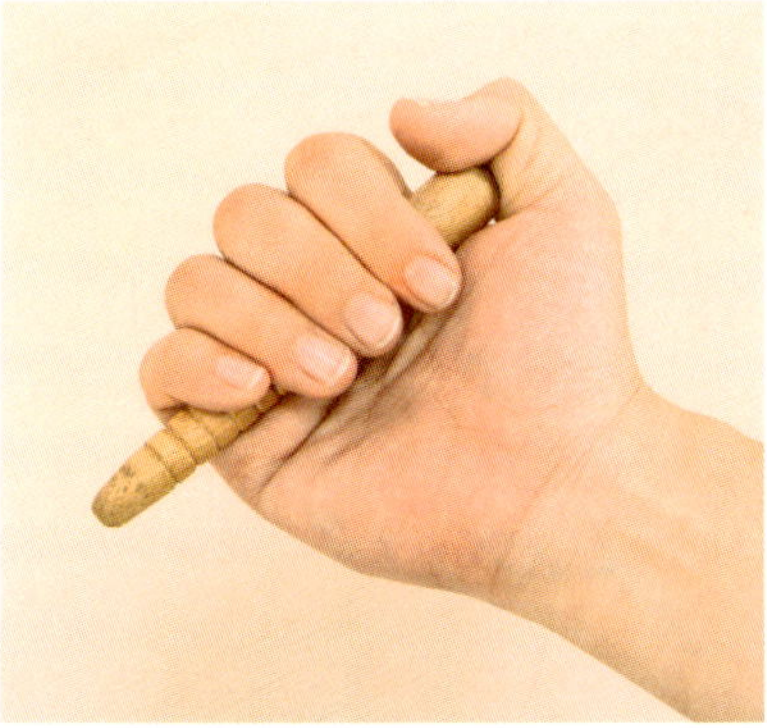

棒は中心をグーで握り、この時に小指を細い方向、親指を太い方向に向けて下さい。親指で棒を支えていないと力が逃げ、かえって力を使うことになります。

足裏は全体重を支えています。だから硬くなっているのです。痛いからと言って手でもむ方もいますが、大抵足よりも手が痛くなってしまったり、手に力が入らず効果が得られません。ですので、是非棒でもんで下さい。もちろん、手でもむよりも強い力が入り、手も疲れません。

足への棒のあて方、力の入れ方

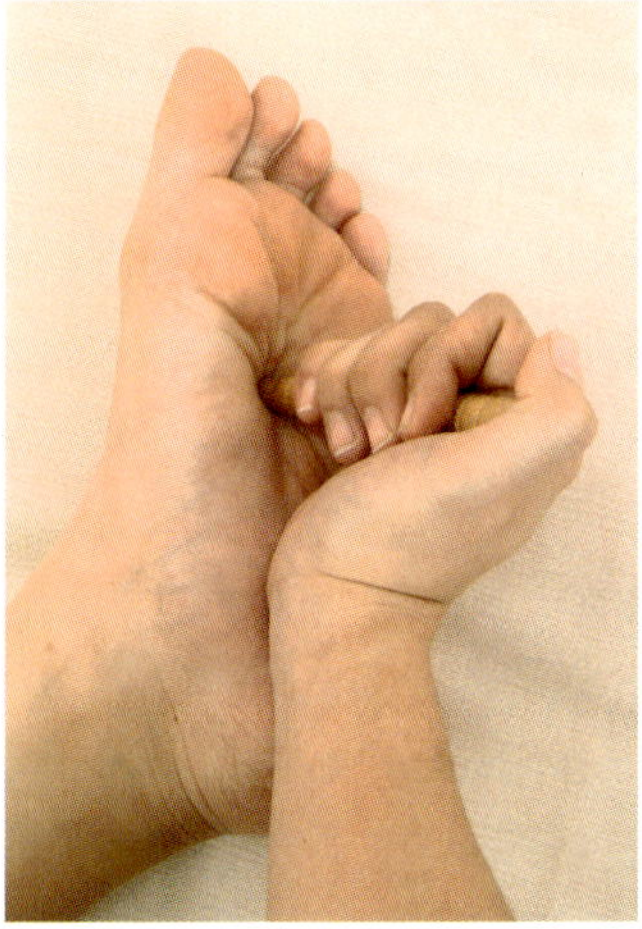

棒を寝かさないようツボに90度にあて、グッと押し込むように力を入れます。足の老廃物をかき出すように押し、上げ下げして下さい。骨にズンとした痛みが響くくらいの、恐らくみなさんが考えている以上の強い力が必要です。棒でもむと"ジャリジャリ""ゴリゴリ"といった音がしますが、溜まっている老廃物が動かされるので痛みや音が起きているのです。あとはそのゴリゴリしたものを彫刻刀で彫るようにもんでいくだけです。

もみ方の見本

基本的に1カ所1～3センチくらいの範囲を3回、強く深くしごき、少しずらしてまた3回しごくというように小刻みにもんでいきます。

① 足裏のもみ方

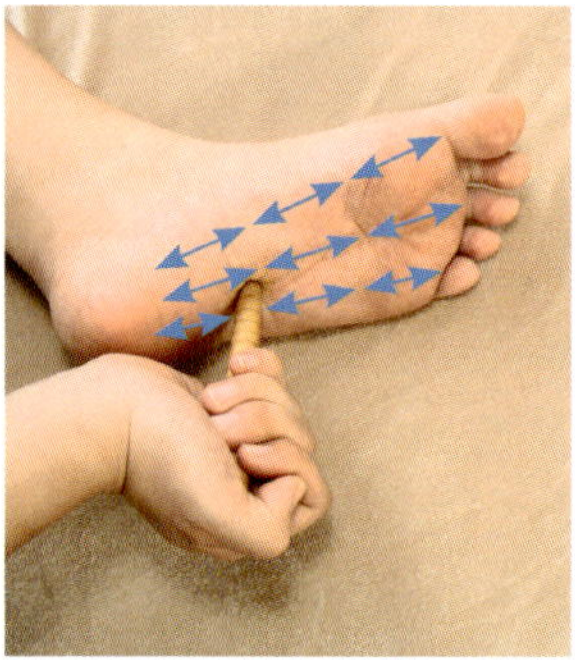

棒を押す力と支える手の力で挟むようなイメージで、ツボに押し込み、指先からかかとに向かって隅々まで、押していきます。

硬くて痛いところは表面をこするのではなく、奥へゆっくりと棒を突き刺し動かして下さい。また「臓」の部位（心臓・肝臓・肺臓・腎臓・脾臓）は、ほかの臓器よりも深い所にあるツボです。より力を入れ、細かく・深く・強くゴリゴリがなくなるまでもんで下さい。

POINT 左足にある心臓と脾臓、右足の肝臓だけは更に深部にあるため、足の指先に向かって突き上げるように力を入れましょう。そうしないと力が届きません。

② 甲のもみ方

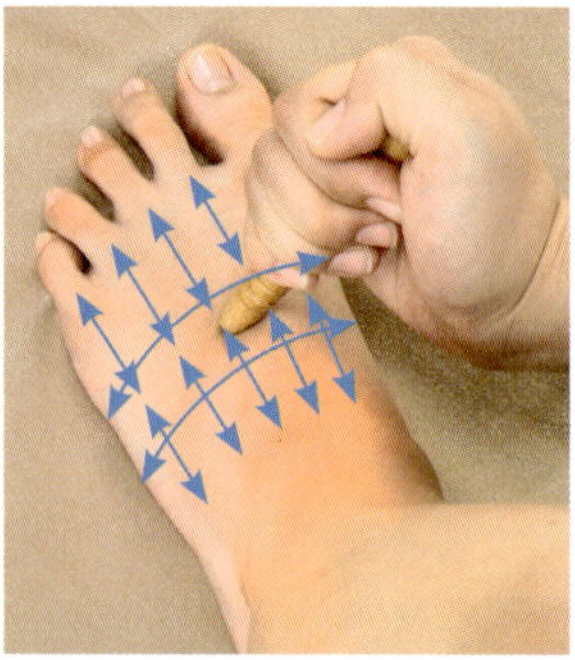

甲の骨の上を細かく肉を削り落とすようにもんでいきます。指と指の間のくぼみの部分を、骨と皮にするようにえぐるようにもみましょう。上下に3往復するのが理想です。

本来甲高の方は存在しません。甲高の方は腸の調子が悪いです。快便な方は甲が低いです。甲高を治すことにより便秘、不妊は解消されますので、甲が低くなるようにもみ進めて下さい。

POINT 甲をもむだけで女性特有の悩みを全て解決してくれると言っても過言ではありません。器官が記していないところも全てもんで下さい。甲を制するものは女性の健康を制します！

③ かかと周り＆くるぶしのもみ方

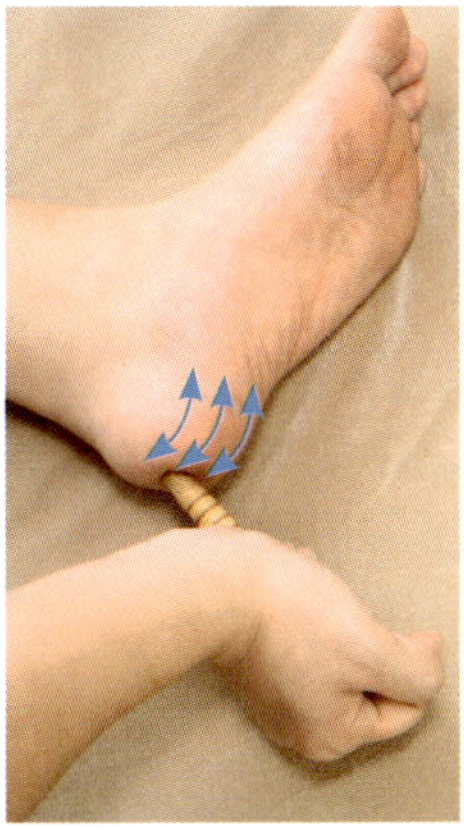

硬くて一番もみづらい箇所です。かかとは小さくスマートなのが理想。かかとの外側・内側ともに、余分な肉を取り骨と皮だけになるイメージを持って、彫刻刀で木を削るよう、痛い程にもんでいきます。腰が硬くてツボまで届かない方は、20センチくらいの高さの台に足を置いてもむと、力が逃げずツボに届きます。ミリ単位のシコリを感じられるよう、棒を立てるのがコツです。

くるぶしの周りは、脈に触れるようになるまで徹底的にもみましょう。

POINT　うしろから見て、綺麗にアキレス腱が出るようになると、股関節の働きがスムーズになります。すると、リンパの流れがよくなり生殖腺機能が改善されます。

④ ふくらはぎのもみ方

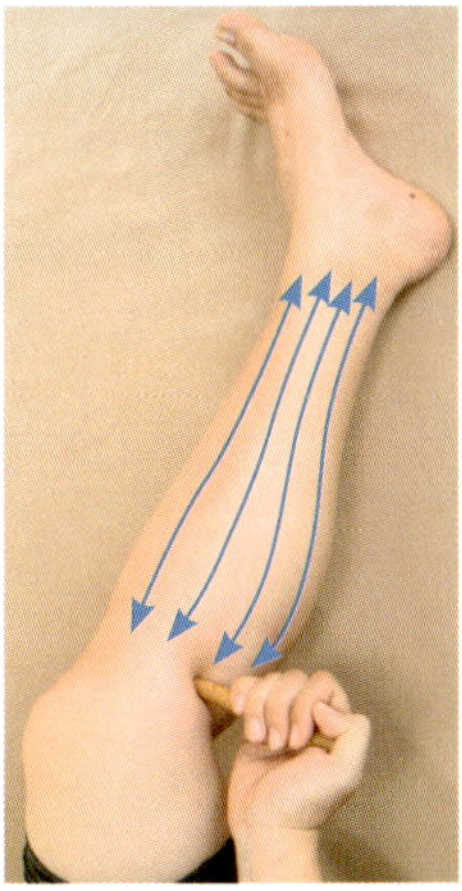

ツボのない場所でも、全体を白い画用紙に色えんぴつでムラなく塗りつぶす気持ちで、心臓に向かって老廃物を押し上げるように棒をスライドしていきましょう。肉をかき分わけ、骨に沿って削ぎ取るようにもんでいきます。かなり力を入れてもんでも、血管が切れたり、肉離れしたりしません。痛く、ゴリゴリとする音は老廃物が取れている証拠なので根気よく続けましょう。

ふくらはぎ全体、膝周り、膝上までえぐるような強さと深さで刺激を与えることで、より効果がひき出せます。

POINT　ふくらはぎはアザが出来やすいところです。アザに驚かず、アザの上からでもどんどんもみ続けましょう。柔らかく、クタクタなふくらはぎを目指して頑張って下さい。

東洋医学の話

足もみは、東洋医学の五行陰陽説の考えを基に自然治癒を目指すものです。少し難しい話ですが、その意味を知っていると合点がいくことが非常に多いので、かいつまんで簡単にご説明致します。

五臓六腑を利用して足をもむ

東洋医学でよく聞く言葉ですが、内臓を五臓六腑にわけて考えています。

臓〔陽〕	肝	心	脾	肺	腎
	木	火	土	金	水
腑〔陰〕	胆	小腸	胃	大腸	膀胱

難しいことはさておき上記の箇所が悪いと診断された時は、悪い箇所だけでなく五臓六腑の原理を使って下さい。例えば、肝臓の数値が悪い時は、腑の「胆」ももみます。五臓六腑は学ぶと非常に奥深い内容ですが、足もみでは上記の表の繋がりだけ覚えておいて下さい。肝臓は胆嚢、心臓は小腸、脾臓は胃、肺臓は大腸、腎臓は膀胱で構成されている。ちなみに「六腑」は、食べ物から栄養を吸収するところです。「五臓」は、栄養をもとに気、血、水を生み出すところです。五臓六腑の機能に不具合が生じ、病気になる原理です。五臓六腑は特に力いっぱい痛みがなくなるまでもんでおくと、これこそ健康療法になります。

また、五臓六腑でわかる症状があります。左記の表をOhanaの経験から作りました。絶対ではありませんが、たくさんの症状が入っています。各器官のこの活動を利用して足をもむのも効果的だと考えています。

五臓

肝臓	異常を示す症状は 頭痛、肩こり、めまい、のぼせ、目のかすみ、皮膚の乾燥、慢性疲労、蕁麻疹、神経過敏、黄疸、月経異常など
心臓	異常を示す症状は 動悸、息切れ、不眠、精神安定、あくび、気力の低下、不整脈、体温調整、循環障害、興奮、焦燥感など
脾臓	異常を示す症状は 食欲の低下、消化不良、胃もたれ、下痢、腹部の膨満感、抵抗力の低下、朝起きられない、白血球減少、貧血など
肺臓	異常を示す症状は 鼻水、咳、呼吸困難、発汗異常、声に力がない、呼吸が浅い、顔色が悪い、声がかれている、咳が乾いている、フケなど
腎臓	異常を示す症状は 性欲の低下や不妊、健忘、耳鳴り、身体の冷え、倦怠感、虚弱、風邪を引きやすい、抜け毛、むくみ、肥満、シミ・そばかすなど

六腑

胆嚢	異常を示す症状は 消化不良、胆嚢炎、決断力、行動力の低下、体力がない、痰のからまり、ヘルペスなど
小腸	異常を示す症状は 下痢、血便、胃詰まり、疲労、老化、栄養不良、低血圧、脱毛、筋肉の無力化、ガスで腸が張るなど
胃	異常を示す症状は 空腹感はあるが食欲がない、食欲はあるが消化が悪い、おう吐、胃炎、胃痛、イライラ（ストレス）、アレルギー、生理不順など
大腸	異常を示す症状は 便秘、下痢、腹痛、痔、水分が取れない、静脈瘤、下腹部膨満など
膀胱	異常を示す症状は 排泄や発汗の異常、膀胱炎、遺尿症《いにょうしょう》、頻尿症《ひんにょうしょう》、高血圧、動脈硬化、腎臓結石、尿道結石、ホルモンバランスが崩れやすいなど

病気そのもので見るのではなく、自然治癒力を引き出すと考えて下さい。

※身体の中は、**木➡火➡土➡金➡水** の順で相生する関係で流れています。

※病気の身体は、**木➡土➡水➡火➡金** の順で相剋する関係で流れています。

足もみをいつ行なうといいのか？
自分で調べてみよう！

足もみに適した時間

私達の生活の運行は、1日24時間をひとつのサイクルとしてくり返されます。興味あることに、この中で私達の身体の五臓六腑の各器官が、それぞれ一番機能を高める時間が定まっていることです。

下の図を見てわかるように、例えば、大腸は午前5時～7時までの時間が一番機能の高まる時間であり、排便もこの時にスムーズに行われます。便秘の方は、この時間に起きて水を一杯飲んでみて下さい。気をおへその下に集中し、大きく深呼吸をすると力まずに自然に排便されます。

胃は午前7時～9時までが機能の高まる時間帯ですから、この時間に必ず朝食を摂り、胃を空っぽにしておかないことが大切です。呼吸器系統の弱い人が朝方に咳込むのも、午前3時～5時に活動期がくるからです。身体には自然と合ったリズムがあります。よって、どんなに効果の高い薬でも、飲む時間を間違えればかえって逆効果になることがあるのです。大自然の運行にも似た、各器官のこの活動の順序を利用して足をもむのもまた効果的だと考えています。

ツボの動きが活発になる時間帯

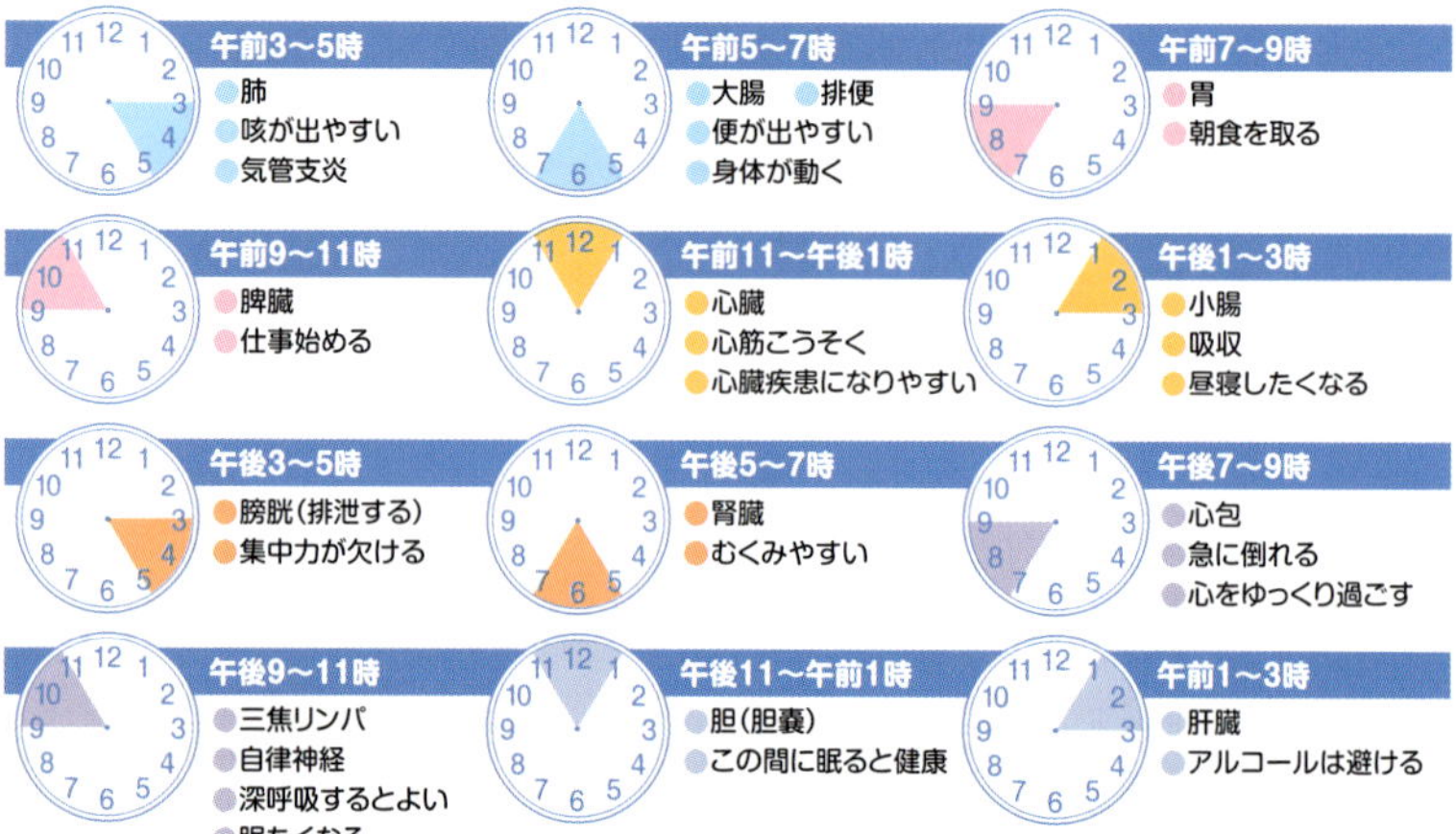
午前3～5時
肺
咳が出やすい
気管支炎
午前5～7時
大腸
排便
便が出やすい
身体が動く
午前7～9時
胃
朝食を取る
午前9～11時
脾臓
仕事始める
午前11～午後1時
心臓
心筋こうそく
心臓疾患になりやすい
午後1～3時
小腸
吸収
昼寝したくなる
午後3～5時
膀胱（排泄する）
集中力が欠ける
午後5～7時
腎臓
むくみやすい
午後7～9時
心包
急に倒れる
心をゆっくり過ごす
午後9～11時
三焦リンパ
自律神経
深呼吸するとよい
眠たくなる
午後11～午前1時
胆（胆嚢）
この間に眠ると健康
午前1～3時
肝臓
アルコールは避ける

※例えば午後3時～5時。膀胱の弱い人は、この時間になると、だるくなったり、集中力がなくなりイライラします。

相対応

足は、胃や腹など各臓器と密接な関係があるばかりでなく、手とも相互に対応し合います。足の親指は手の親指、足指の一本一本が手指に対応し、足首は手首、膝は肘、太ももは上腕と繋がっているので、足と手は相対応といえます。

足首を捻挫したら、その相対応の手首を一緒にもむと早く回復出来ます。ちなみに私も、靭帯を2本断裂、大腿骨骨折した膝は、肘内側を棒やローラーでもみ、手術もリハビリもなしですぐに治しバレーボールに復帰しました。

相対応の自然原理を覚えておくと便利です。実践してみて下さい。

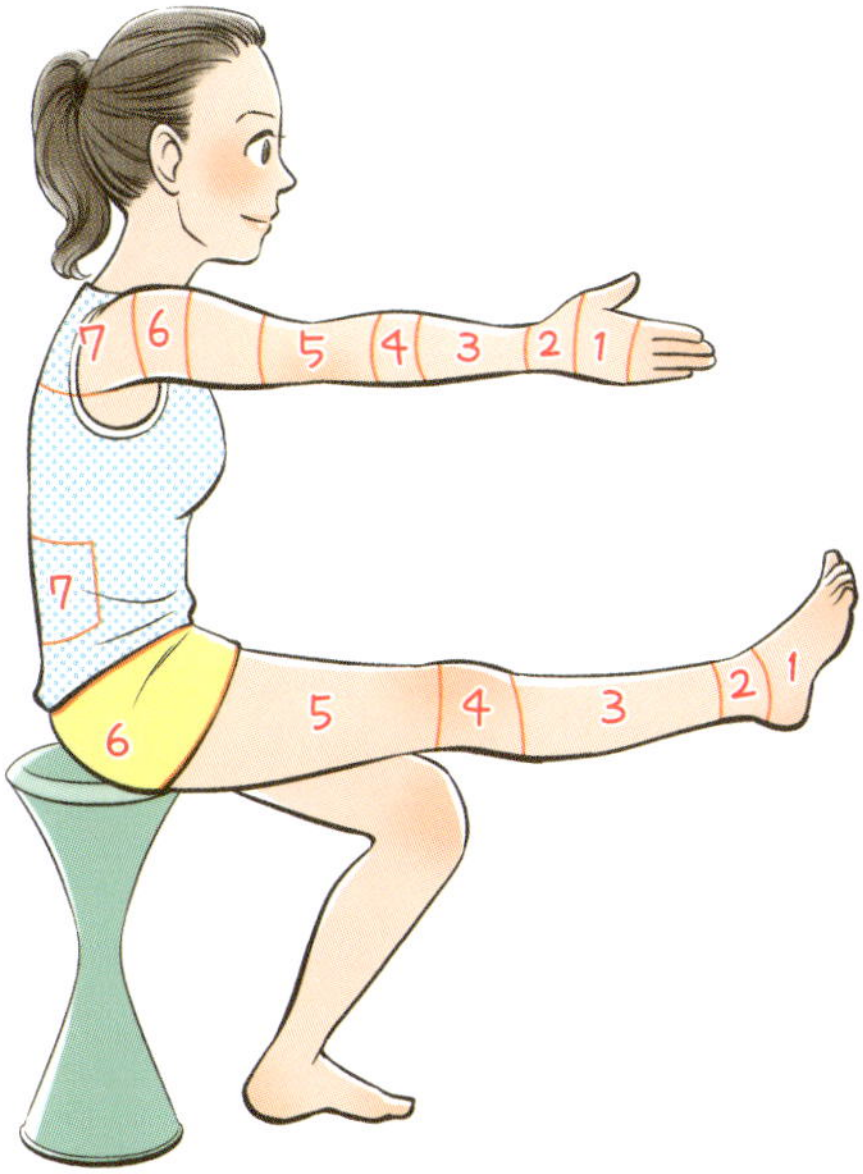

ツボの延髄交差の原理

ゾーンセラピーという言葉を聞いたことがあると思います。ゾーンセラピーとは、反射区療法（ツボ）のことです。靭帯を縦ラインで左右均等に10に区切り、同じラインに属する器官や個所が互いに関連しています。人体を縦に均等に割ったラインは延髄で交差していることがわかりました。そのため、延髄から上の器官の反射区は、左右対方向に位置します。例えば延髄から下の右腰の症状には右側の腰の足ツボを刺激しますが、延髄（首）から上の部位は反対になります。右側の目の症状には、左足にある目のツボを押していきます。

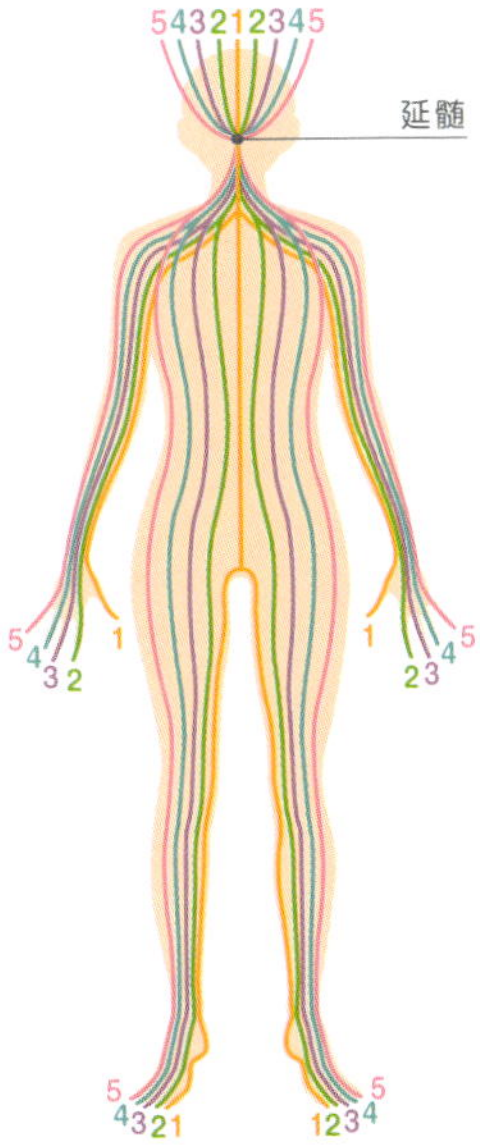

毎日ここをもみましょう
《40分バージョン》

理想は1日40分。P40～43までの流れを片足20分ずつ、必ず左足から行なって下さい。どうしても時間がない時は、〈1〉の基本ゾーンを、5分だけでも構いません。ここでは理想の40分の場合を紹介します。これまでにも説明しましたが、足に停滞している老廃物（ゴリゴリ・プチプチ）を、力強くもんで排泄することにより効果が生まれます。老廃物をなくす方法は「①尿、②大便、③呼吸、④生理」の4つ。この排泄を整えてこそ健康と言えます。それでは、始めましょう!

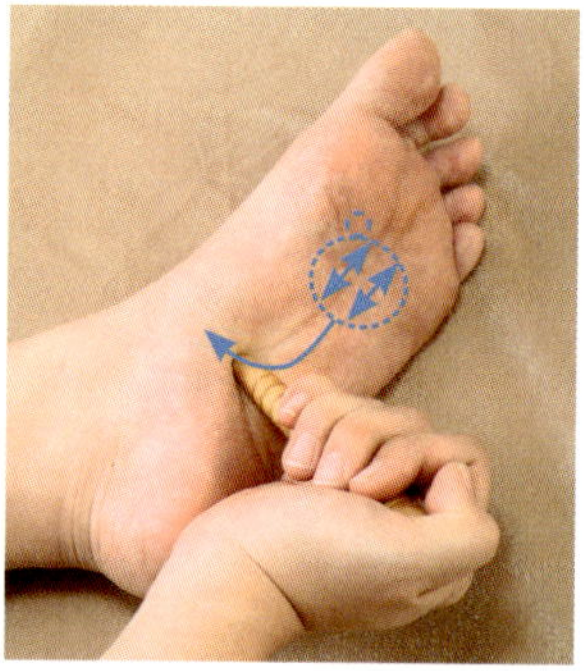

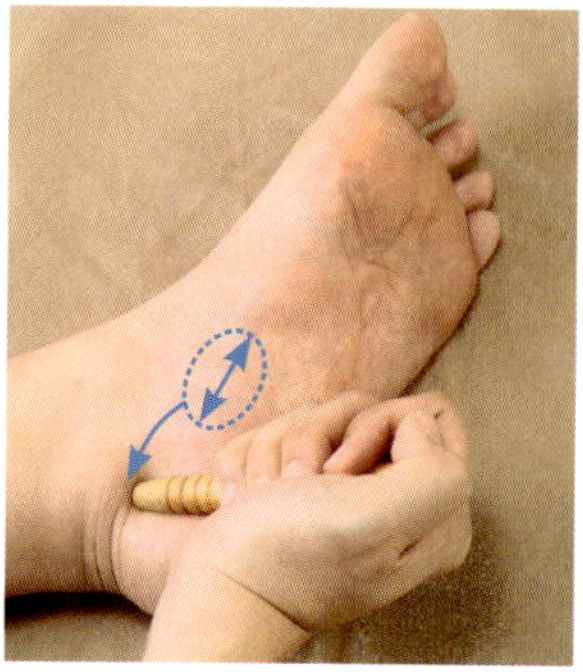

1 基本ゾーン

21.副腎、22.腎臓、23.輸尿管
24.膀胱、51.尿道・膣・陰茎

この5つを基本ゾーンと呼びます。基本ゾーンを最初と最後に必ずもみます。

人差し指、中指の間を中央に目指して押し進めると、山が下ってガクッと落ちます。落ちた場所から棒の面を半分内側にずらし、甲のほうへ頂点を突くように力をかけてグッと点圧します。チカっとする痛みが出た場所が副腎です。腎臓・輸尿管・膀胱の順にもみ、足の内側の尿道までもみ上げます。時間がなく足をもめない時は、この基本ゾーンだけもんで下さい。

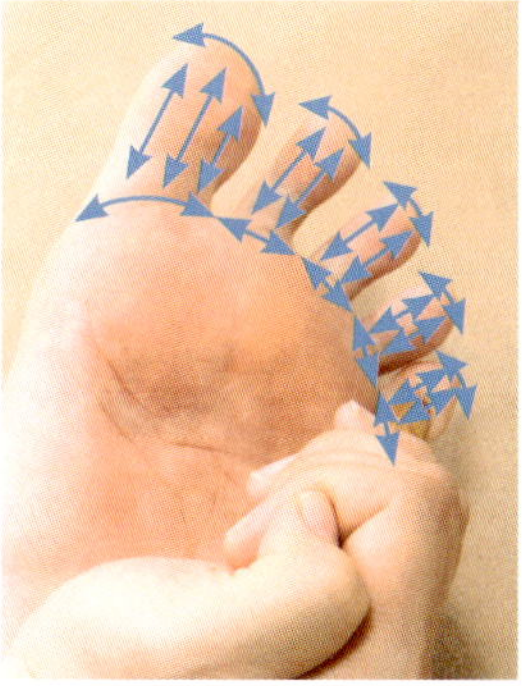

2 つま先、指全体をもみほぐす

1.頭（脳）、2.前頭洞、3.脳幹・小脳
4.脳下垂体、5.三叉神経、6.鼻
7.頸部、8.眼、9.耳

足の指には、身体の首から上のツボが集まっています。左足には顔・頭の右半分、右足には顔・頭の左半分のツボというように、左右のツボが入れ替わるので注意して下さい。

親指から小指まで、指の脇や股ももみ残しのないようにもみほぐします。もむ順序にこだわらなくて結構です。

ここが柔らかくなると、いつまでも若々しくボケることもありません。また、サプリメントなどを飲まなくてもビタミン・コラーゲンを多く吸収することが出来、美容効果にてきめんです！

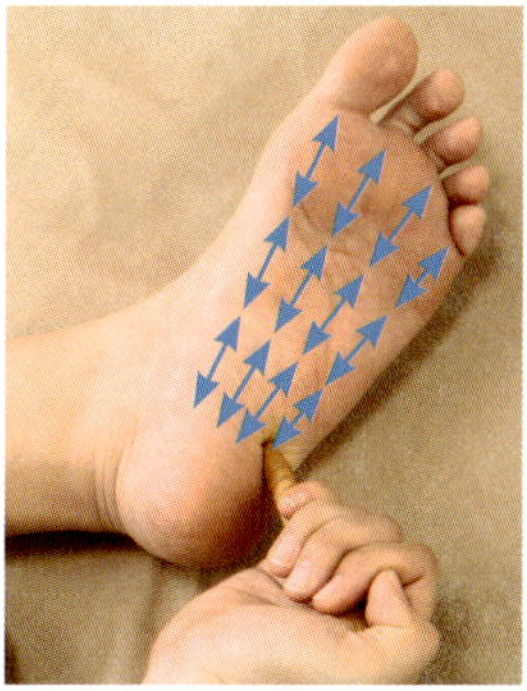

3 足裏のかかとより上部をもむ

11.僧帽筋、12.甲状腺、14.肺・気管支
15.胃、16.十二指腸、17.すい臓
20.腹腔神経叢、25～32.腸、34.脾臓ほか

幅が広いので万遍なく、真っ白なキャンバスの隅から隅まで丁寧に色を塗っていくようなイメージで細かくもみほぐしていきましょう。

腹腔神経叢と腎臓は唯一同じ場所にツボがあり、もみ方であたるツボが変わります。下から上へ突き上げることで腹腔神経叢のツボにあたり、上から下へ流すと腎臓のツボになります。

全体的にもみやすい箇所ではありますが、力が逃げないよう、足の甲側からも力をかけて支えておくか、床に足の甲をしっかり固定させて90度の角度からグイグイ棒を突き刺しましょう。

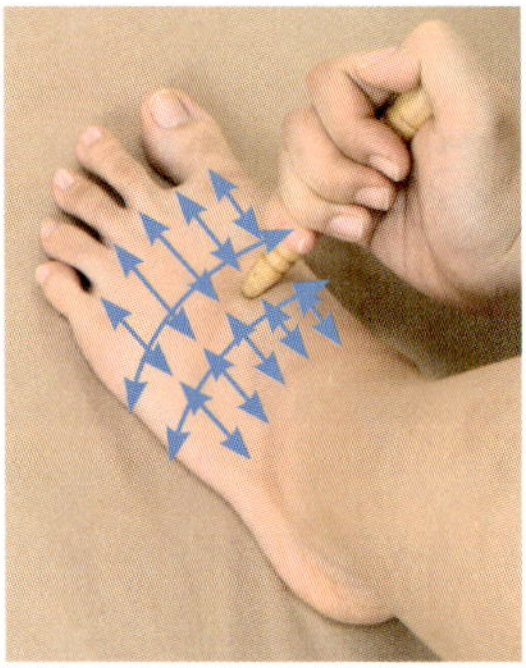

4 足の甲をもむ

41.胸部リンパ腺、42.平衡器官
43.胸（乳房）、44.横隔膜、45.扁桃腺
46.下顎、47.上顎、61.助骨 ほか

ここは骨がわかりやすい場所だからこそ、もみ方は簡単です。甲を骨と皮、血管がくっきり見えるようにし、指の股に水かきが出来るようにして下さい。

骨の上を細かく肉を削り落とすようにもみ、指と指の間は棒を90度に立て足の裏側まで間の肉をえぐるようにもんでいきます。

また甲の一番高いところに帯状に広がる横隔膜は、左右両サイドからゴリゴリと音を立てて、骨を潰すイメージで老廃物を取り除いていきましょう。

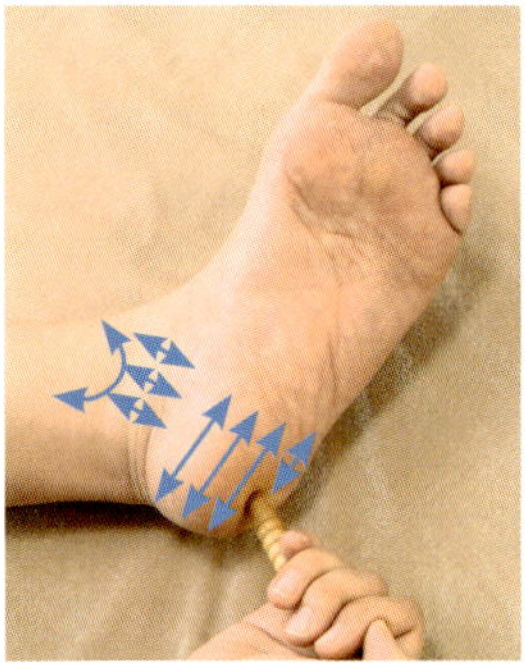

5 かかと＆足首をもむ

36.生殖腺、38.股関節（内側）
39.上半身リンパ腺、
40.下半身リンパ腺（腹部）、49.鼠けい部
50.子宮・前立腺、57.尾骨（内側）
58.尾骨（外側）、B液化リンパ ほか

かかとは棒が滑りやすくもみにくいので、棒を持っていない手で、棒の先端を支えながらゆっくりスライドしていくと奥深くまで入ります。石のように硬い場所ですが、かかとが小さくなるように彫刻するつもりで押圧しましょう。

くるぶしの内側、外側は棒で細かく骨のまわりの肉を削るようにスライドしていきます。ミリ単位のシコリを感じられるよう棒の際を少し立てるのがコツです。

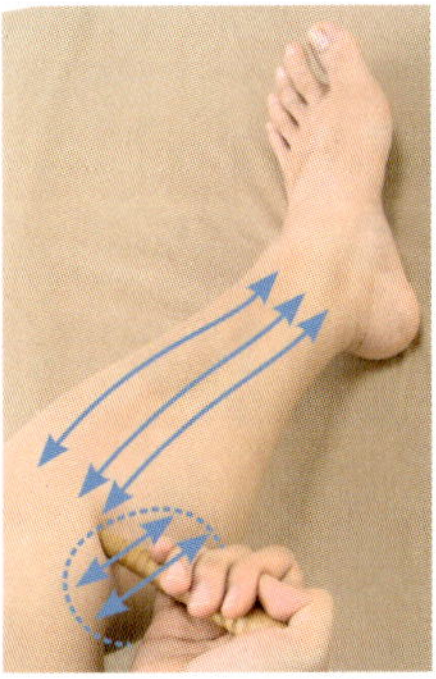

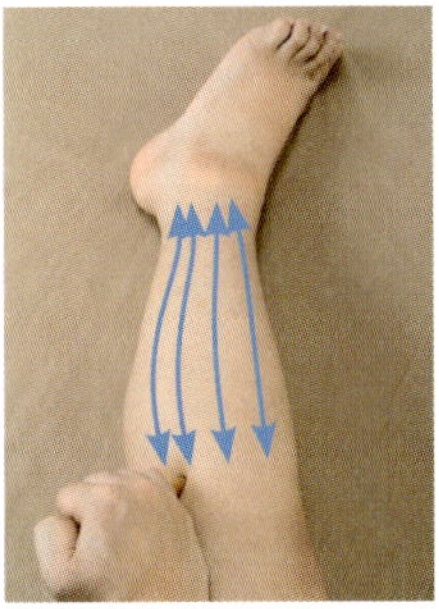

6 ふくらはぎをもむ

**37.腓骨筋・下腹部、52.直腸・肛門（痔疾）
62.坐骨神経、B.腕下リンパ、C.消化器官
D.内分泌器、E.自律神経**

痛さのあまり完璧にもめた人は見たことがありません。そのくらい痛いことを覚悟した上で、しっかりクリームをつけて深く肉をかき分けるように骨に沿って、上下にもんでいきます。

更にツボで掲載されていないところでも、ふくらはぎを棒で押すことによって肌が全てムラなく赤色になるよう、塗りつぶすようにもんでいって下さい。

ふくらはぎの筋肉は、力を入れた時だけ硬くなります。柔らかい足こそ、運動神経が発達している健康な足なのです。

7 最後に〈1〉をもう一度

最初にも言いましたが、もんだことで流した老廃物は、排泄物で出さなければ効果が得られません。そのためにも仕上げに必ず〈1〉をもみ、排泄を促します。

8 白湯を飲みましょう

もみ終えたあと、30分以内に白湯を500cc以上必ず飲みましょう。一気に飲まずに30分かけて飲んでもOKです。

老廃物は腎臓に集まってくるため、白湯を飲んで尿として体外に排泄させます。この白湯を500cc以上飲まなければ、10ある効果のうち1にもなりません。ゼロです。一生懸命もみ、痛みに耐えても無駄になってしまいます。白湯は副作用のない薬と思って飲みきって下さい。

もみ方に関するよくある質問

Q 自分で足をもむ場合、どれくらいの力をかけてもめばよいですか?

A 自分の体重分の力をかけると、考えて下さい。体重が50キロの人は50キロです。凸凹の路面を全体重かけて歩くと、足裏に自分の体重がかかります。それで大丈夫なのですから、心配はいりません。

Q もむ時間はどれくらいが適当なのですか?

A 左足20分、右足20分が目標です。毎日自分が続けられる時間を決めて下さい。病気の人は1日2回もむと効果が出ます。足もみにもみすぎはありませんが、病気の方、老齢の方、手術後の方は、5分くらいから慣らしていって下さい。

Q もみ始めて、大変よい結果が見られてきました。もむ時間・回数をもっと多くしたいのですが?

A 足をもむと循環がよくなり、動脈によって、栄養や酸素などが身体の隅々まで行きわたりやすくなります。すると、身体にある老廃物が一斉に腎臓に集まってきます。ところが腎臓の処理能力は一定ですから、たくさん来ても処理出来ません。毎日、一生続けることなので、欲張らずにもむことをおすすめします。

Q 私は糖尿病と言われ治療中です。関係のある反射区だけを集中的にもみたいので教えて下さい。

A 臓器は決して単独に機能しているのではなく、お互いに繋がり、影響し合っています。そこで、一定のツボだけをもむのではなく、全部もむように心がけて下さい。

Q もんだらアザが出来ました。痛みも残っているのですが…?

A 静脈の血管が弱っていると内出血しやすく、強く押して刺激で青くなりますが、青くなった部分は今まで循環を詰まらせていた部分です。毎日続けていけば、やがて治ります。そして、アザにアザを重ねていけばどんどん老廃物が体外に出されます。アザが痛いからといって、歩くのを避けたりせずいつも通りツボを更に刺激すると思って歩いて下さい。

Q 足をもんで寝ると、白湯を500ccも飲むのでトイレに起きて仕方がありません。何か方法はありませんか?

A 足もみの白湯のせいにしてはいけません。あなたの腎臓(排泄)が悪い証拠です。500ccの白湯を飲んで、トイレに起きる人は排泄機能が弱っていると自己診断が出来ます。そもそも膀胱の容量は500cc。水分が身体を巡り3日後に出てくるのが健康な腎臓です。排泄機能が正常であれば、夜中に目が覚めることがありません。

第3章

実践!
日々の不調を改善しよう

基本ゾーンである、「副腎・腎臓・輸尿管・膀胱・尿道」は、
最初と最後に必ずもみます（P40参照）。
この基本ゾーンが悪くなると色々な病気を引き起こします。
逆にそれらの症状はこのゾーンをもむことで解消します。
更に症状別の効果を求める場合は、基本ゾーンにプラスして、
症状別箇所をもみ、最後に白湯を500cc以上飲んで下さい。

肩こり・首こり

〈11〉の僧帽筋をうんともみほぐして柔らかくなれば、肩こりなんて嘘のようになくなります。僧帽筋が柔らかくなれば足の指も自然と長くなります。そして倦怠感や、耳鳴りの症状もなくなっています。また僧帽筋を柔らかくすることで、反対側の〈43〉胸（乳房）のツボも刺激することが出来るので、乳がん予防になります。足先を締めつけない靴を履くことも、肩こり予防になります。

➡ 肩こりの例

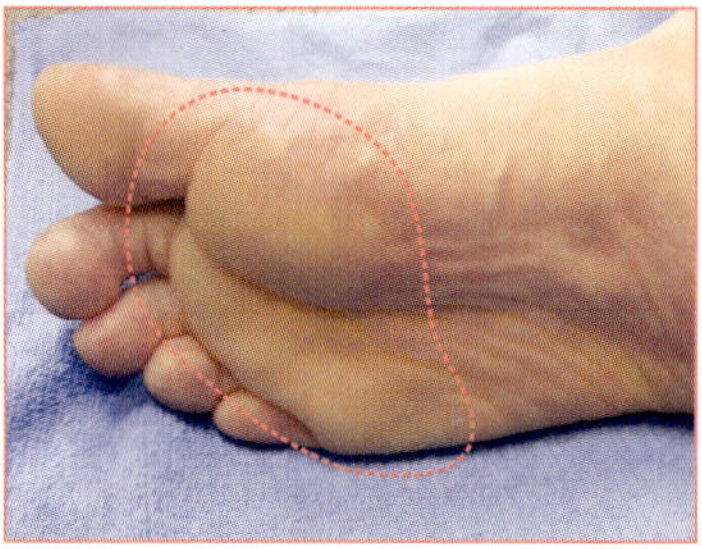

僧帽筋全体の皮が硬くなり、タコのようにへばりつきます（ひどい人は写真のように色が変わります）。足の裏から見て、指が埋もれているのも肩こりのひどい人です。

➡ 首ヘルニアの例

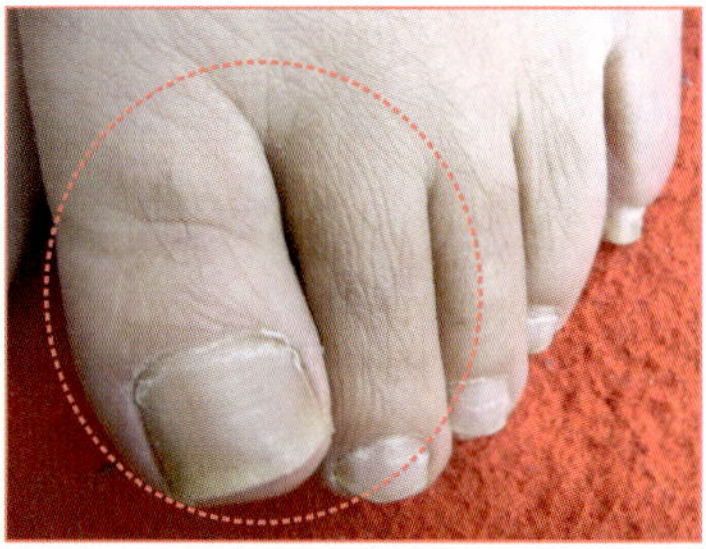

親指とひとさし指の隙間がない人は要注意です。首の骨が歪んでいる可能性があります。また親指がひとさし指に寄って傾いている人も、首ヘルニアに注意して下さい。

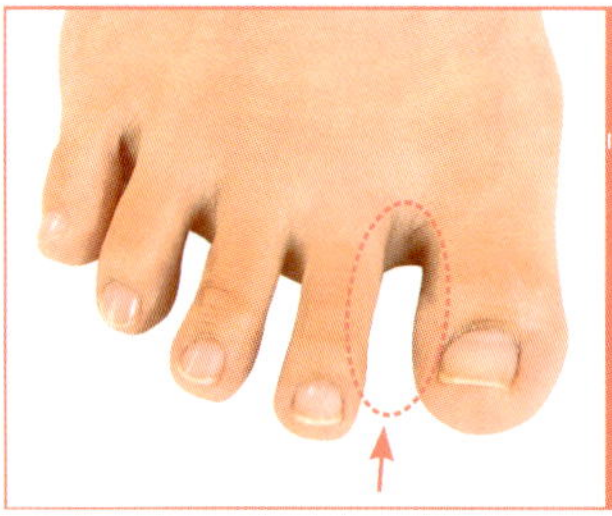

肩こりのない見本

親指は、真っ直ぐになっていること。ひとさし指との間に隙間があればあるだけよい。指も長ければ長い程、いつも首はスッキリ！

肩こり・首こりを改善するには

〈11〉僧帽筋

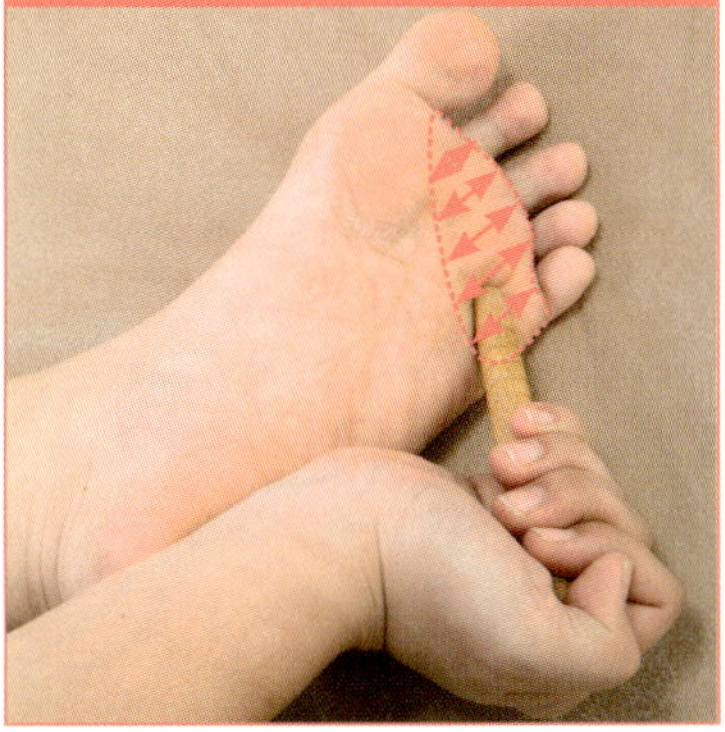

足の指が短い人、付け根の上に肉球が見える方は肩こりです。棒を90度にして上下に動かし、付け根の膨らみを取り除いて下さい。

〈7〉首

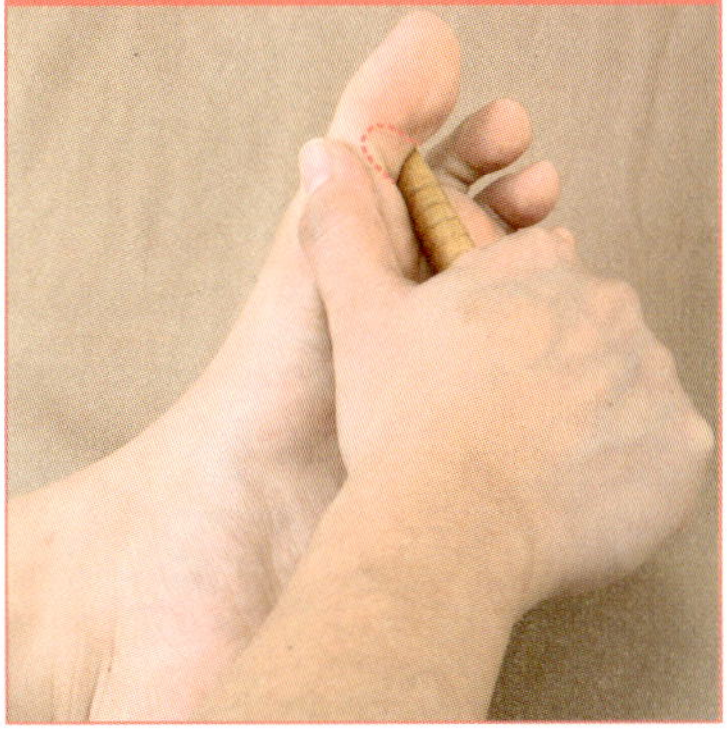

ムチ打ちなど急に起きた首の痛みに効く場所です。蛇口をひねるように棒を持ち指と指の間から、棒で指を切り落とすように左右にスライドしていきます。

〈10〉肩

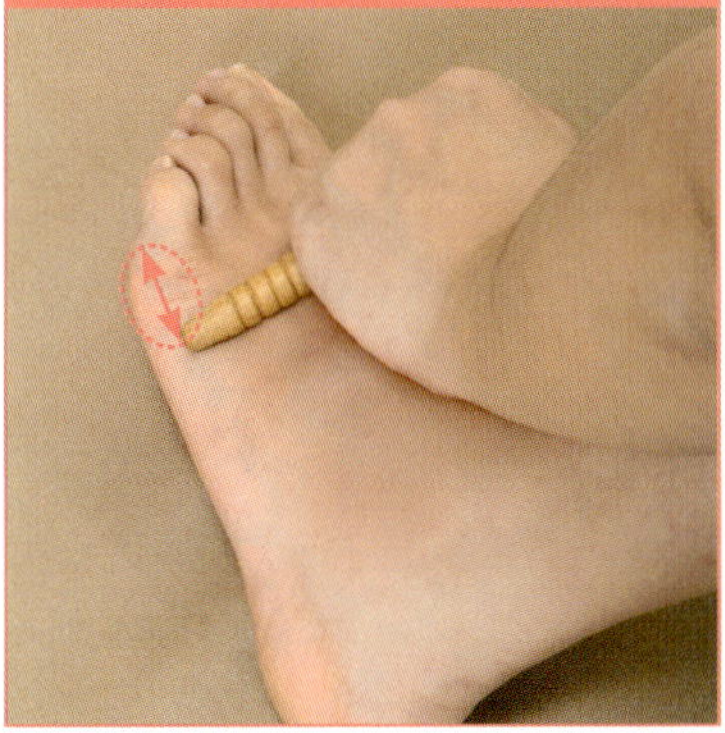

棒を90度に立てたまま外側についた肉を上下に削っていきます。そして、棒を横にして両手で支え、足の外側をその横にした棒の上にチョップをするように上下にスライドしていきます。

〈59〉肩胛骨

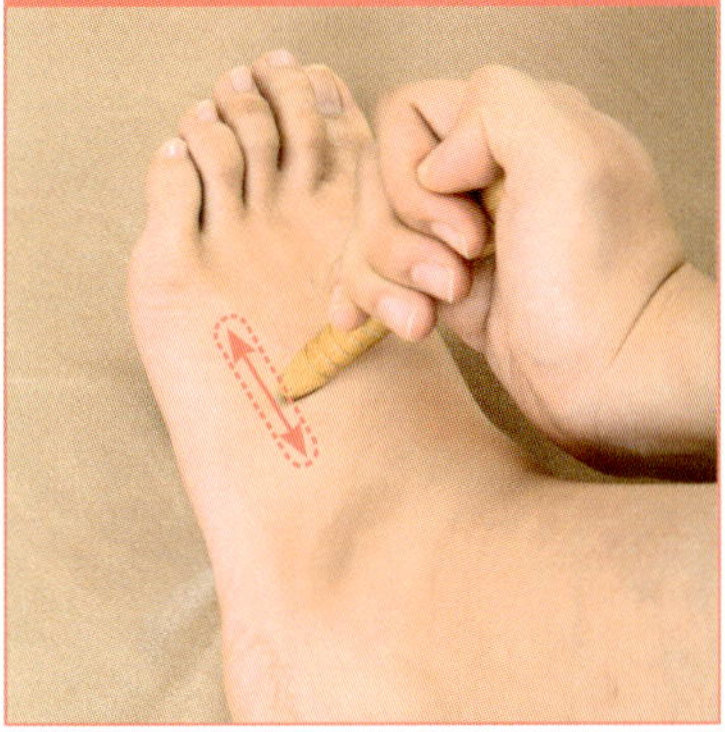

足の外側を天井に向け、棒を横にして肩胛骨のツボに押しあて、棒を真っ二つに折るような力で上下にスライドしていきます。

腰痛

腰は歩くとどうしても負担がかかる場所ということもあり、腰痛に悩んでいる人がたくさんいます。腰椎のツボをよくもむと、運動不足も解消出来たり、長年悩んだ腰痛がケロッと楽になります。また、腰痛は締めつける靴が原因とも言われています。思い切って、履物を下駄や足を締めつけない靴に履き替えることで腰痛が楽になります。

➡ 腰痛の例

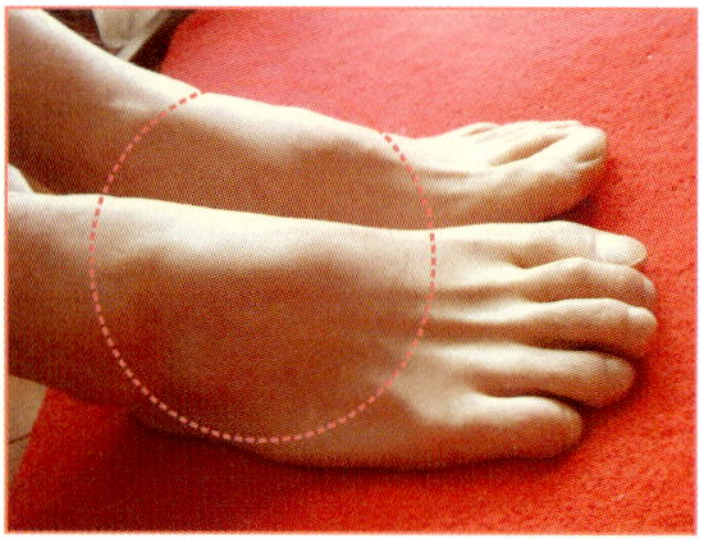

腰痛とともに甲も高くなり、足が変形してきます。土踏まずのアーチが綺麗でも、地面に足の裏をつけた時、土踏まずが地面につかなさすぎるのもNGです。また、偏平足も腰痛になりやすいです。

➡ 糖尿からくる腰痛の例

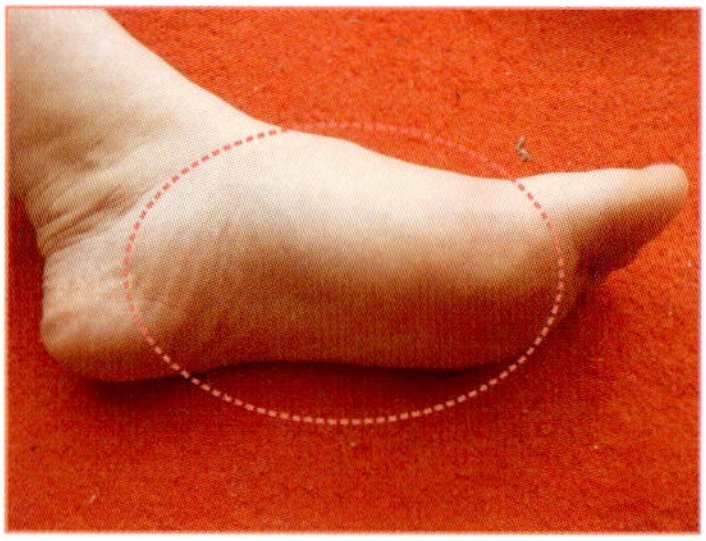

土踏まずにふっくらしたものが見えます。これは糖尿予備軍になる土踏まずです。この膨らみを放っておくと、糖尿の前にひどい腰痛に襲われます。腰痛を治している間に、糖尿予備軍も消えていきます。

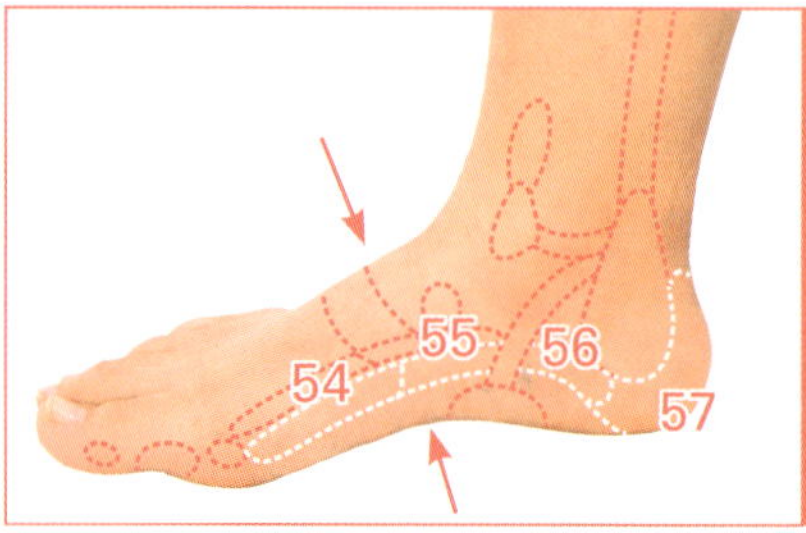

腰痛がない見本

土踏まずを柔らかくして、甲の高さも低ければ低い程OK。〈54〉～〈57〉の骨が見えるくらいもむと、ヘルニアも治ります。

腰痛を改善するには

〈54〉胸椎 〈55〉腰痛 〈56〉仙骨・尾骨

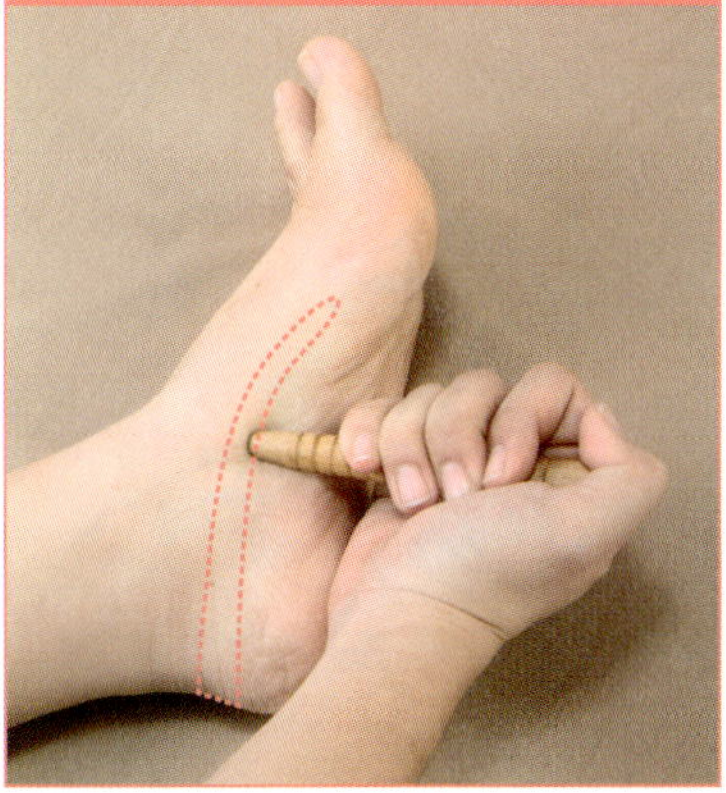

〈54〉〜〈56〉まで、棒を90度にして、骨にもたれかかるように力を入れ、骨に添って上下にスライドしていきます。ゆっくり、深く、棒で骨を探るように。骨が1本に繋がっているので、骨の先端から、後尾までしっかり棒でなぞって下さい。

〈57〉尾骨(内側) 〈58〉尾骨(外側)

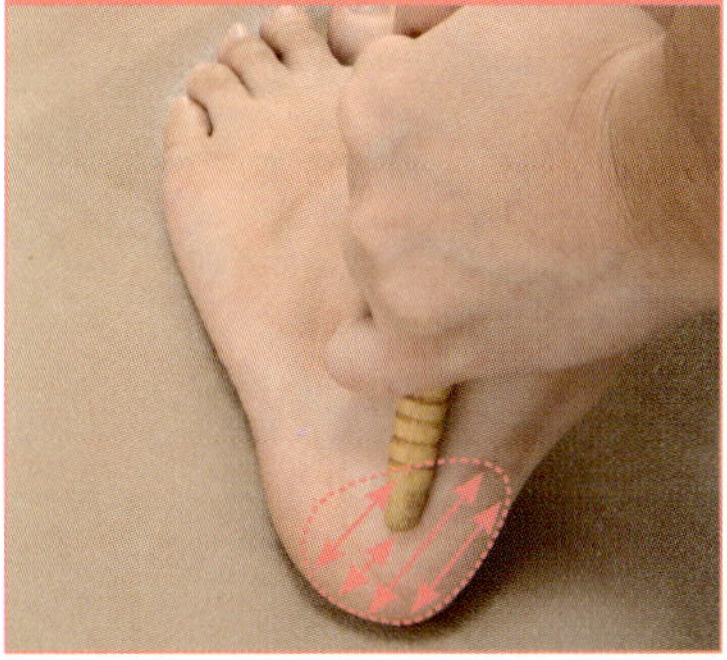

くるぶしの内側・外側にある帯状のツボを、力が逃げないように固定しながら、棒を用いて彫刻刀で木を削るように痛い程にもんでいきます。かかとを立てて力を加えるともみやすいです。

〈62〉座骨神経 ふくらはぎを柔らかくする

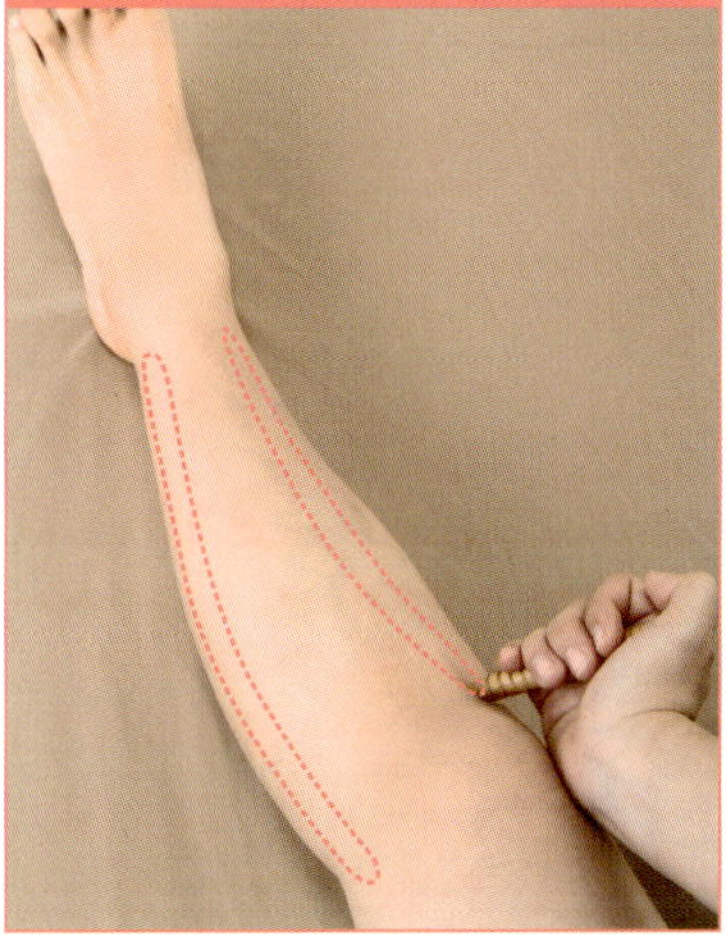

内側外側ともに、もみたい側を横にして、くるぶしの隣から始めます。くるぶしから骨をなぞり、座骨の骨に棒を当てたら、骨ごと斜め前に向かって押し上げます。上まできたら、膝裏に流して下さい。上下に動かしてもOKです。

便秘

人は食べる限り便秘なんてありません。老廃物を溜めないためには毎日の排便が健康への第一歩です。便秘の原因には、ストレス、デスクワーク、運動不足など多くの原因が考えられますが、排便のタイミングを逃しているのが一番です。ゆとりを持った生活を送ることで便秘は改善されます。また、便秘は栄養吸収が妨げられるために老化が早まり、脱毛、疲労、低血圧なども起こります。

➡ 便秘の例

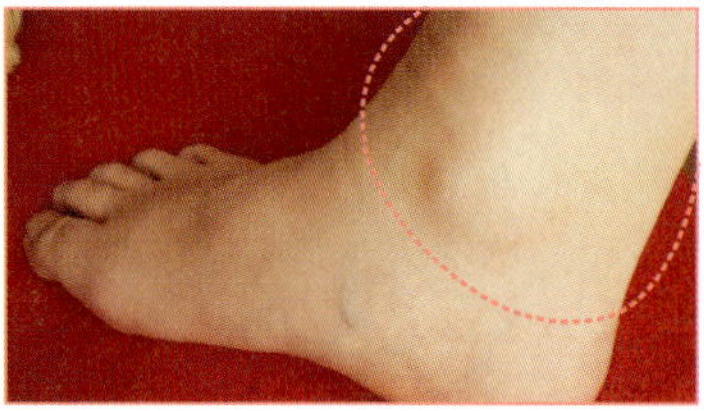

くるぶしの上のふくらはぎが腫れています。内くるぶしがなくなりそうな人や、アキレス腱がうしろから見て埋もれている人は便秘です。

➡ 痔の例

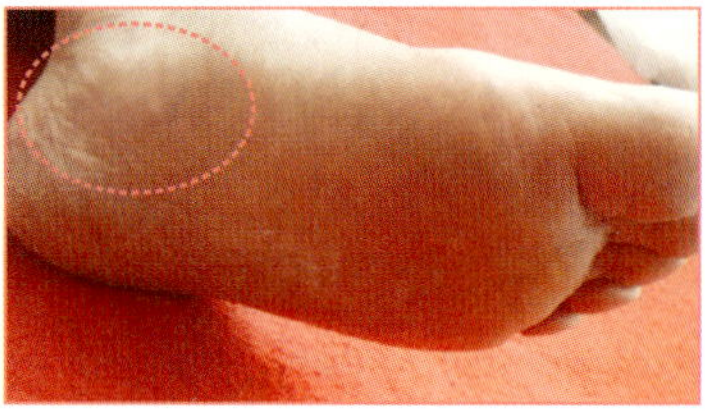

内側のかかとから肛門のツボに境目（凹み）がない。このようにかかとが広がり硬くなると肛門に異常が見られます。

➡ 腸ポリープの例

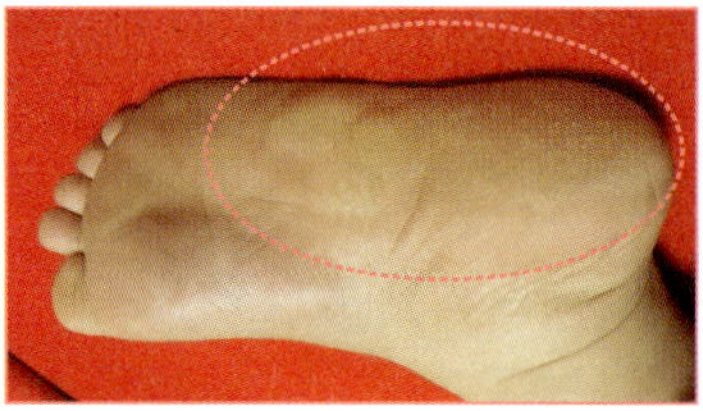

かかとから腸の部分がカサカサになり、硬い皮で覆われたら危険信号です。かかとから先にカサカサになります。かかとから腸まで広がりタコになったら、一度病院で検査して下さい。

快便の人の見本

内側のかかとが小さく、足の裏の境目がしっかりわかります。〈25〉～〈32〉の腸の部分も凸凹していない。

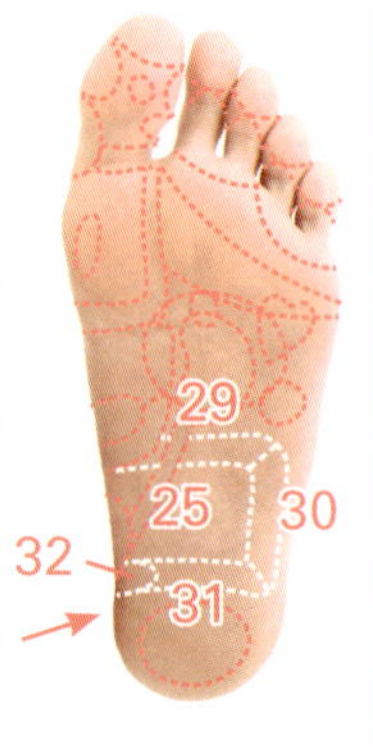

便秘を改善するには

〈32〉肛門

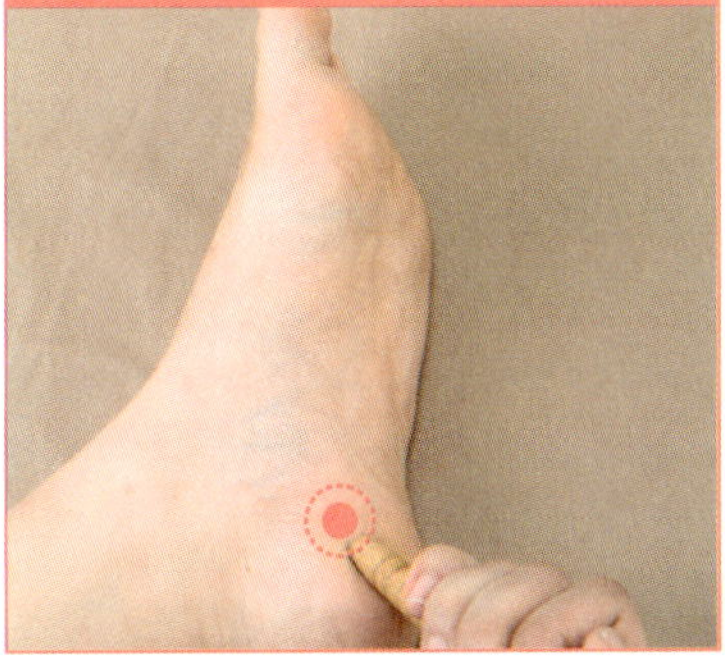

棒を90度に立て、内側のかかとの端を真っ直ぐ下から上へ力いっぱい滑らせていくと土踏まずに入るところで、滑り台のように棒が落ちた箇所が肛門です。チカっとした痛みがあります。ほじくるように点圧していきます。

〈52〉直腸・肛門

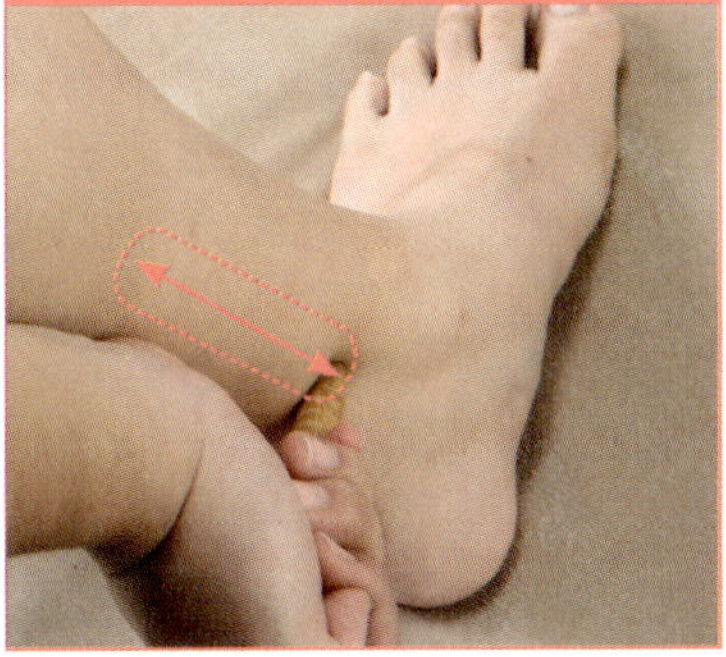

内くるぶしの骨に沿って棒を90度に立てます。そのまま骨にもたれかかるように膝に向かって、上にスライドしていきます。くるぶしのてっぺんから10センチくらいがツボ。上下に、柔らかくなるまで押圧しましょう。

〈25〉～〈31〉腸

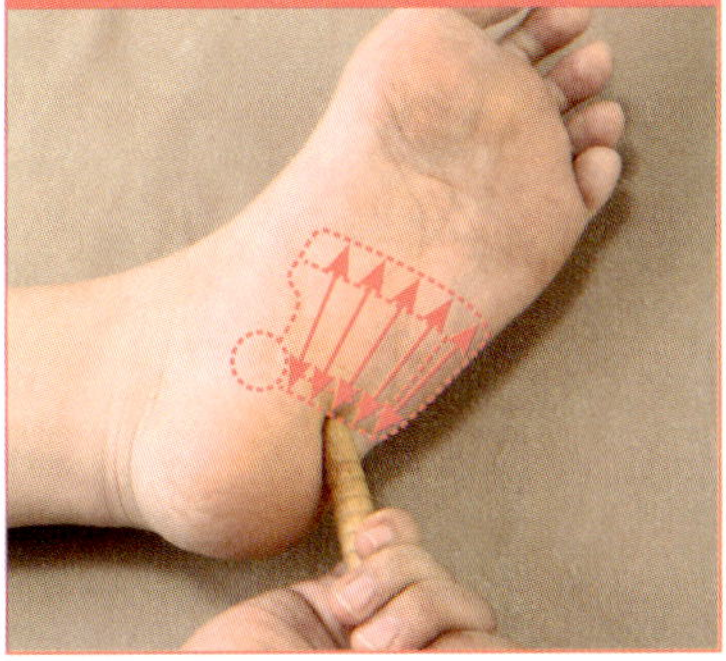

棒で腕立て伏せをするように力いっぱい、かかとから指に向けて滑り台のように滑らせます。棒が止まったところから5センチくらい、フライパンについたおこげを取るイメージで上下に押圧していきます。

〈44〉横隔膜　甲

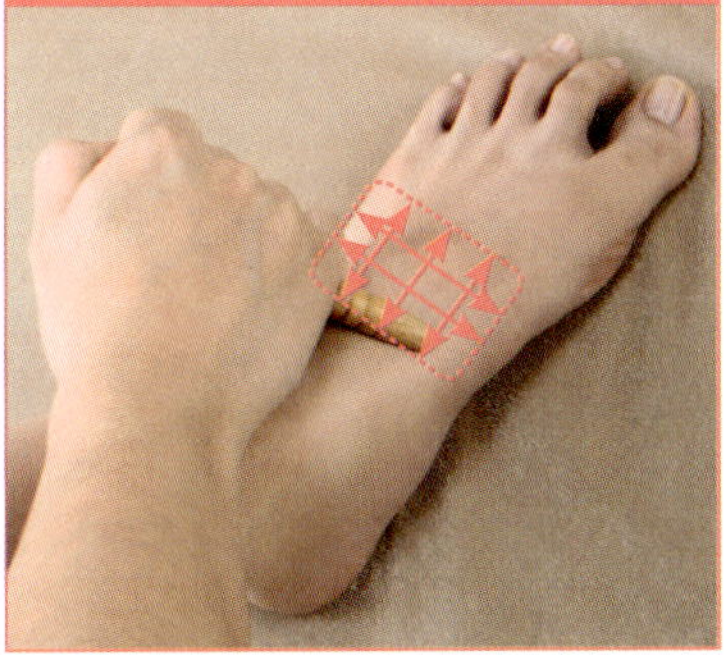

左右両サイドから内・外側にゴリゴリと音を立ててスライドしていきます。骨と皮だけにするというよりも、骨を潰すイメージで老廃物を取り除きます。排泄が出来ていないと甲に老廃物がつきやすく、見た目もむくんでいます。

頭痛

頭痛には様々な原因がありますが、足もみで肩こりからなのか、首や眼、耳の疲れからなのか、胸や肺の腫瘍からか原因がわかります。親指の近くのツボを探っていって下さい。親指と同じ痛みで僧帽筋が痛ければ肩こりからくる頭痛。甲状腺の箇所にタコなどがあれば甲状腺機能からくる頭痛など。このように頭が痛いからといって、頭痛のツボだけもんでも解決しません。足もみの“痛み”の診断で原因を見つけましょう。

➡ 目からの頭痛の例

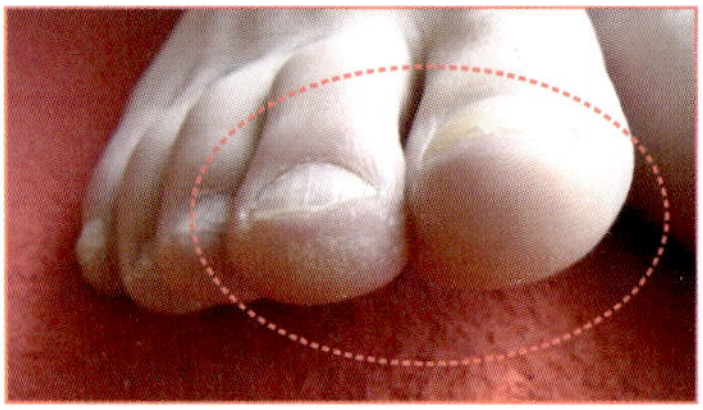

指先にタコがあったり、指と指の間に隙間がなくなると頭痛が起こります。また、この指はひとさし指、中指の間が空いていないので、目から頭痛がきているとも判断出来ます。

➡ 首や肩からの頭痛の例

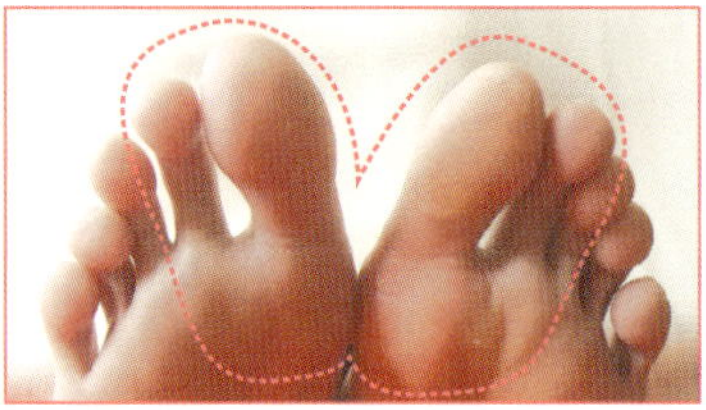

親指がひとさし指に向かって歪んでいくと、首から（肩こり）頭痛を引き起こします。また親指周りがカサカサになったり、硬くなると頑固な頭痛になります。

➡ 巻き爪でわかる頭痛の例

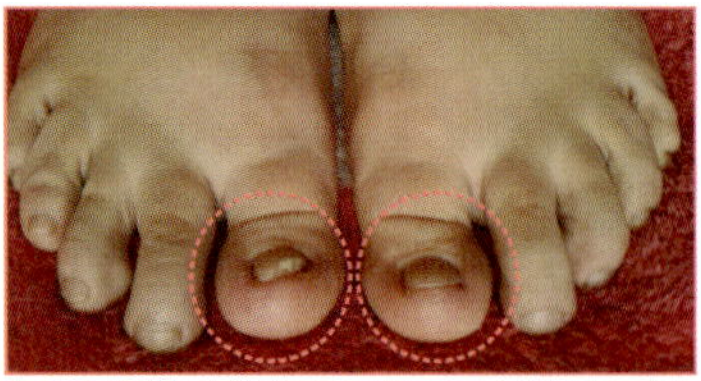

巻き爪は生まれつきのものではありません。爪の周りには肉を付けないようにして下さい。爪より肉が目立つようになると頭痛だけでなく、健忘症、アレルギーになりやすいです。

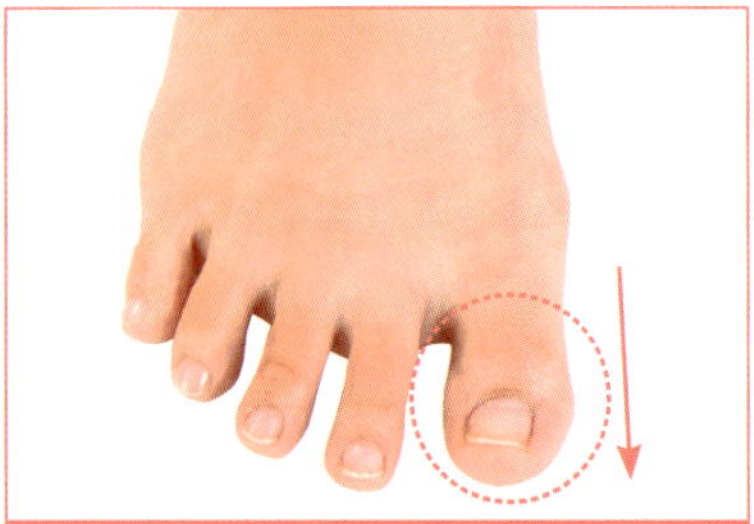

頭痛がない人の見本

親指が真っ直ぐであること。爪の周りに肉がないこと。巻き爪にならない、爪が綺麗に伸びている。

頭痛を改善するには

〈1〉頭（脳）〈3〉脳幹・小脳 〈4〉脳下垂体 〈5〉三叉神経

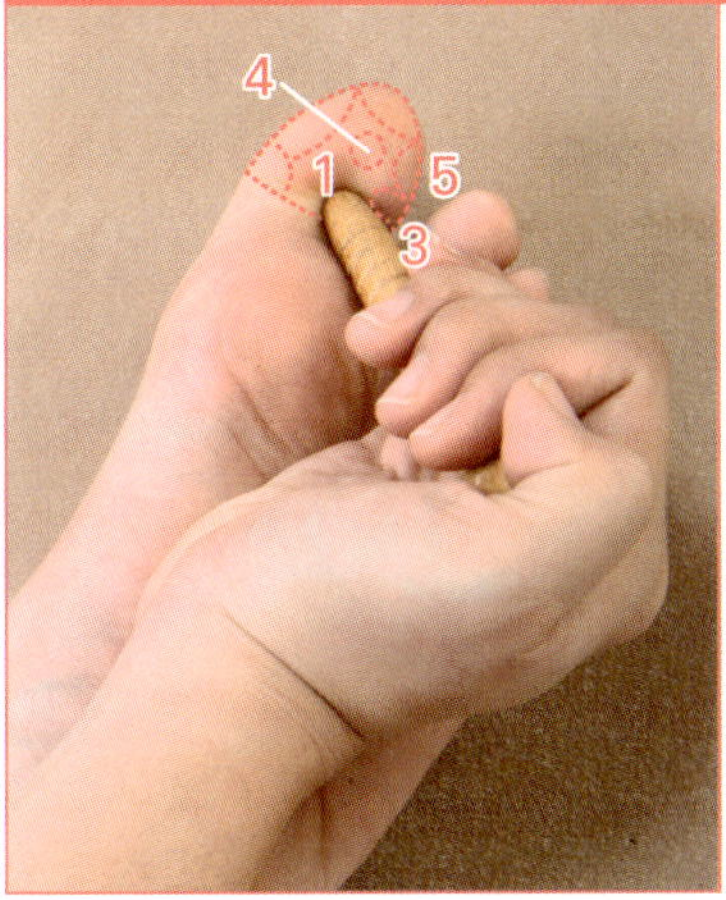

〈1〉は棒を90度に立て、反対側の手でしっかり支えてゆっくり上下に押圧してきます。指のツボは小さく定まりにくいですが、片方の手でしっかり固定させておくのがコツです。

〈3〉は誰でも寒気がする痛みがします。この痛みを感じるまで刺しこんでうんともんでいきましょう。ここは、年齢に関係なく運動神経がよくなるツボでもあります。

〈4〉は滑らせてもむのではなく、突いて押すとチカッとする痛みがします。爪に貫通させる角度で、棒の頭を使って突き上げるように点圧しましょう。

〈5〉は、ツボの上部から、指先のラインに沿って、棒の端っこで細かく捕らえてしごいていきます。痛みをわざと出すような感じで棒をゆっくり動かすといいでしょう。

〈2〉前頭洞

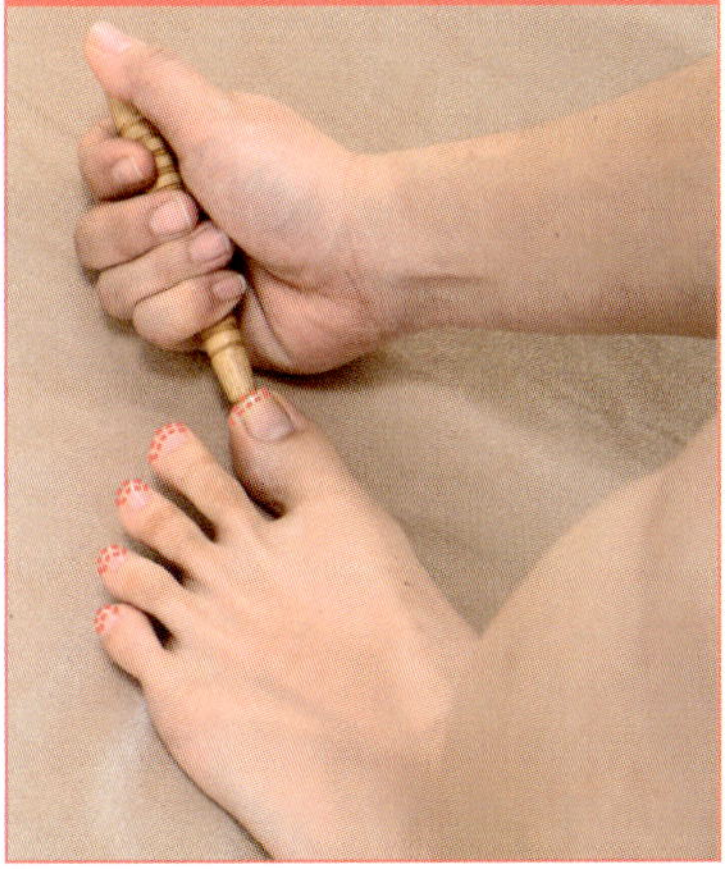

陸上のクラウチングスタートのフォームがもみやすいです。指の爪の生え際部分を、棒で丁寧にしごいていきます。反対の手で棒を滑らせる道筋を支えるともみやすく、ツボに入りやすいです。痛いように押圧することを忘れないように。

朝スッキリ起きられない

子どものころは22時には眠って7時に起き、身体はスッキリしていたことを思い出して下さい。まずは食生活を規則正しくすると、胃腸が整いスッキリ目覚められます。それでもスッキリしないようであれば足に聞いてみましょう。基本ゾーンはもちろん、親指とその周りをもみほぐして下さい。甲状腺や小脳に痛みがある人は朝が弱いです。日々の習慣として毎日力いっぱいもむと、嘘のようにスッキリとした朝が迎えられることでしょう。

➡ 朝が苦手な人①

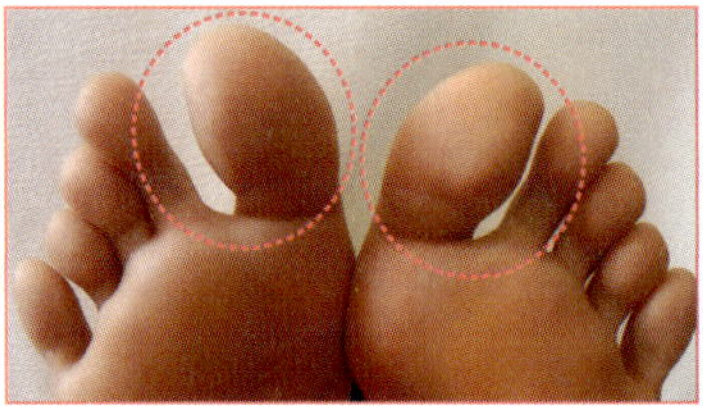

他の指より明らかに大きな親指の人は、朝が弱いです。また、親指の大きい人はかかとも大きいのが特徴。この足の方はやる気や活力がなく、毎日の生活がダラダラしがちです。

➡ 朝が苦手な人②

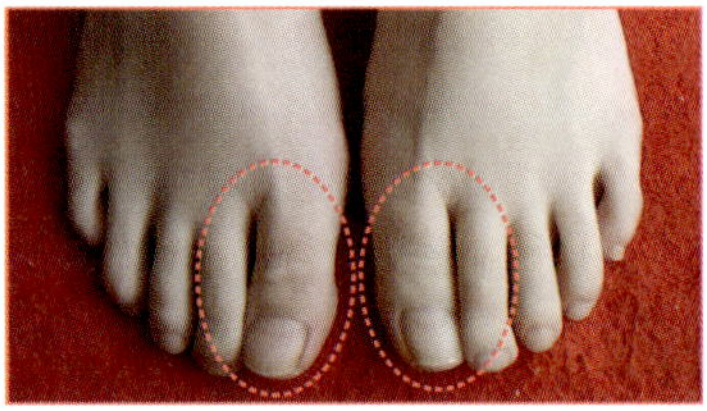

親指がひとさし指に傾き、更に爪の外側に肉がつき出したら注意です。不眠にも繋がります。睡眠を整えると巻き爪や血豆は治っていきます。脳がスッキリすれば不思議と改善されます。

➡ 朝が苦手な人③

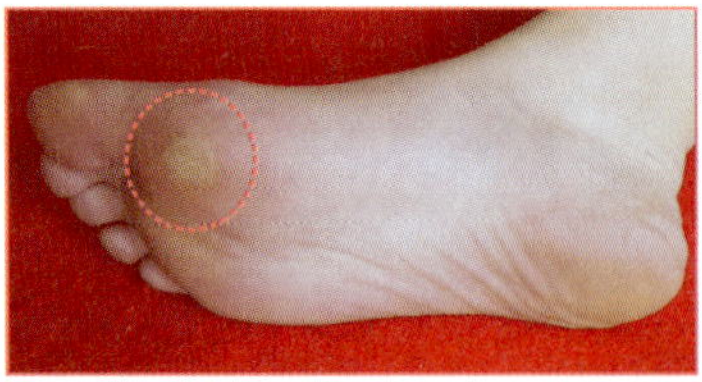

甲状腺周りにタコがつくと、ホルモンのバランスが崩れ、不眠を引き起こし朝がスッキリ起きられなくなります。寝たいけど、夜更かしをついついしてしまう身体になるので注意。

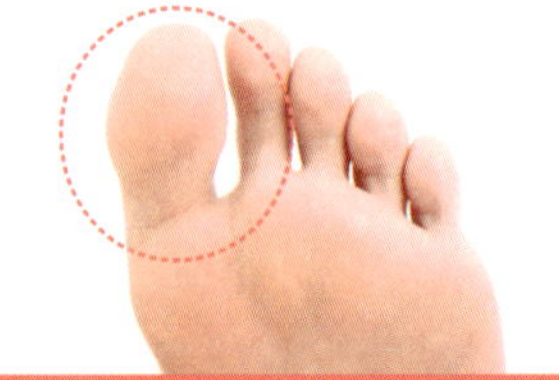

寝起きのよい人の足

親指がスマートで、足の裏の親指周りにも肉がついていない足の方は熟睡が出来、目覚めた時に身体がスッキリしています。脾臓のツボと周りも薄くなっていると良いです。

朝スッキリ起きるためには

〈3〉脳幹・小脳

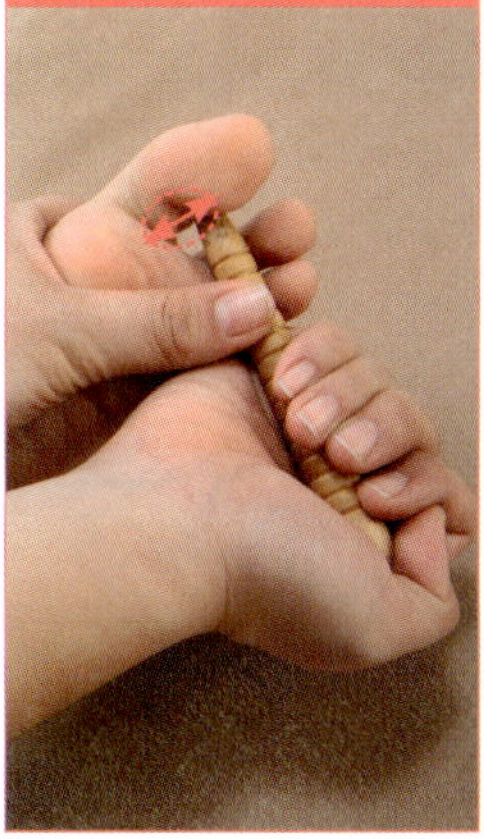

プックリ豆に似た感触がします。豆を潰すようにもんで下さい。この時、誰でも寒気がする痛みがします。この痛みを感じるまで棒を刺しこみましょう。親指がひとさし指に傾いている人は特によくもんで下さい。

〈12〉甲状腺

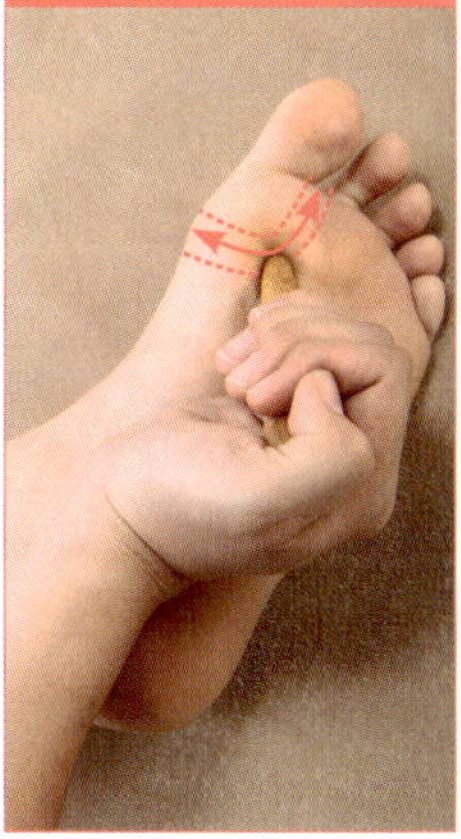

上下へフライパンのおこげを取るように老廃物を取り除きます。親指の周りは骨と皮だけになるまでもんで下さい。親指のつけ根、間も忘れずにもみましょう。

〈34〉脾臓（左足のみ）

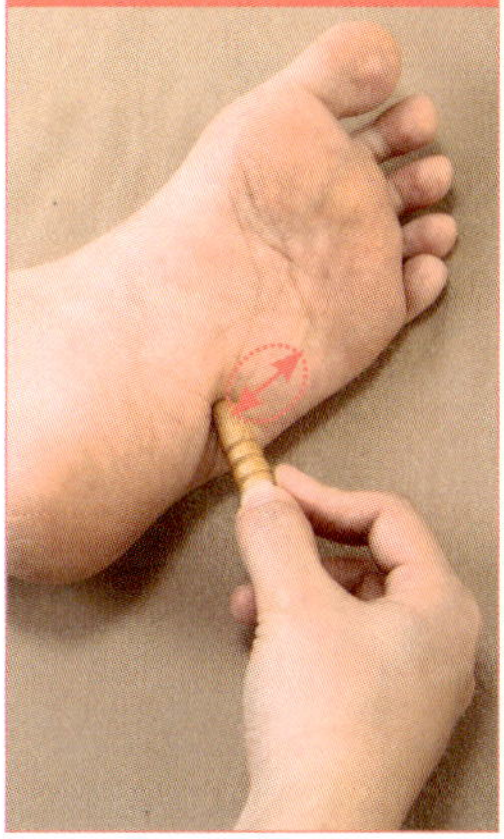

中足骨の真ん中から下の部位にあるツボを、下から上に向けて、棒を当てます。もう一方の手で、足の中央に谷間が出来るくらいにしっかり固定して、深く突き上げるようにもんでいきます。

MINI COLUMN　いい睡眠を取るために、枕の話。

「枕はいるの?」とよく聞かれますが、Ohanaでは「必ず使って下さい」と答えています。色々な意見はあると思いますが、健康を保つには睡眠の時の姿勢が大切。枕をして頸椎の弯曲を保つことで、姿勢をよくし、局所への負担を軽減します。これには肩こりや、頭痛、いびきだけでなく、首のシワ、顔のむくみなど美容にも効果が期待出来ます。

また、東洋医学では“頭寒足熱”という昔から伝わる言葉がありますが、これは寝ている間に出来ること。枕を使って首を圧迫し、頭を冷やして、足に血液がいくようにすると足が温まり、よい睡眠が得られるのです。

怪我による膝の痛み

「足もみのよさを3分で体験させて下さい」と聞かれたら、60歳以上の方には一番に膝の痛みを体験してもらいます。まず、もむ前に高さのある台に登ってもらい、自分の今の膝の痛みを確認したあとに私が膝のツボをもみほぐし、柔らかくすると…。ジャンプが出来る程に回復し、みなさん驚かれます。膝は足もみがてき面です。是非、病院に行く前にもんで試して下さい。また、ケガは膝のツボをもむ前に足裏をもんで下さい。排泄をよくすることで治癒力が高まり、年齢問わず治りが早くなります。

➡ 膝が悪い足

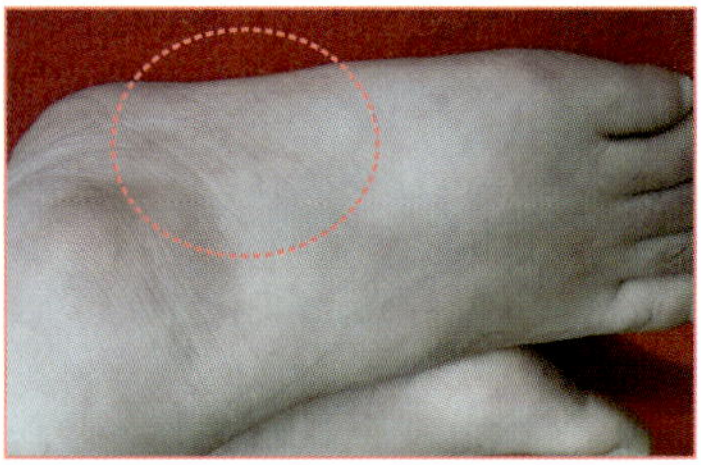

外側の膝のツボが真っ直ぐになっています。足の裏から見ると、長方形のような足になっています。本来は外側の膝のツボが凹んでいる足が○。

➡ 腰痛から膝が悪くなる足

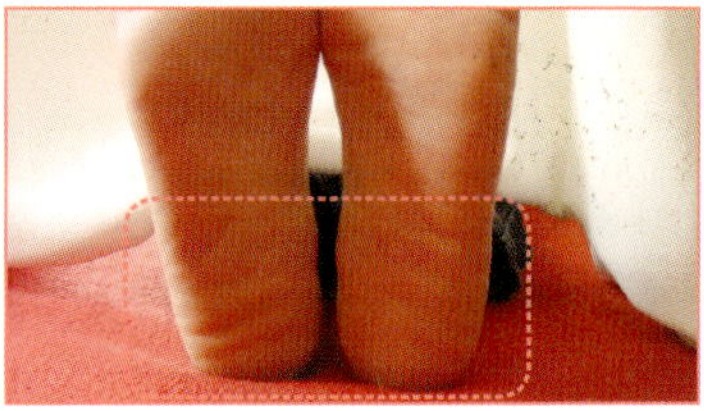

かかとを見ると長方形になり、かかとが大きくなっている足は、腰から膝が悪くなります。老人の膝によく見られます。逆三角形の形を目指しましょう。

➡ 運動時に怪我をしやすい足

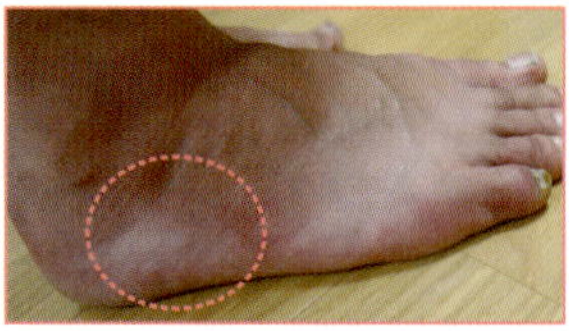

むくみや膝のツボが写真のように出ていると、急激な運動をした時に骨折などの怪我をしやすいです。ストレッチの代わりに足をもんでおくと怪我防止にもなります。

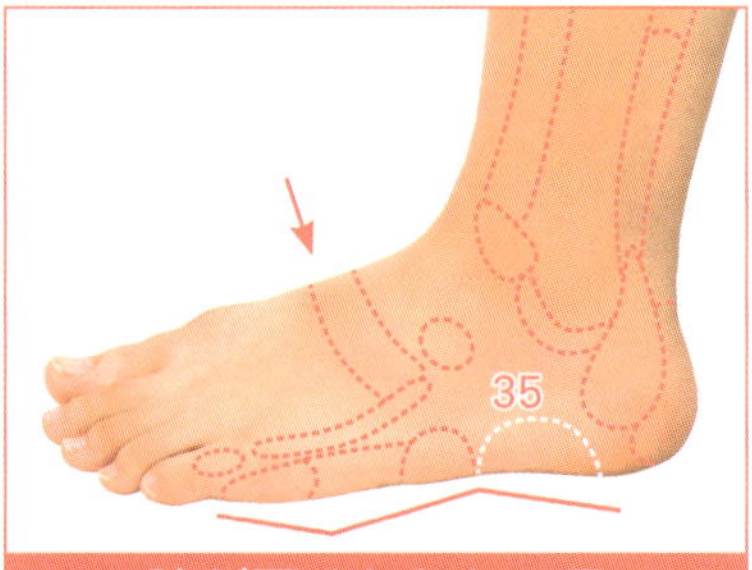

膝が悪くならない足

逆三角形の足である。外側のアーチが凸凹になっている。足の甲が薄い。

膝の痛みを改善するには

〈35〉膝

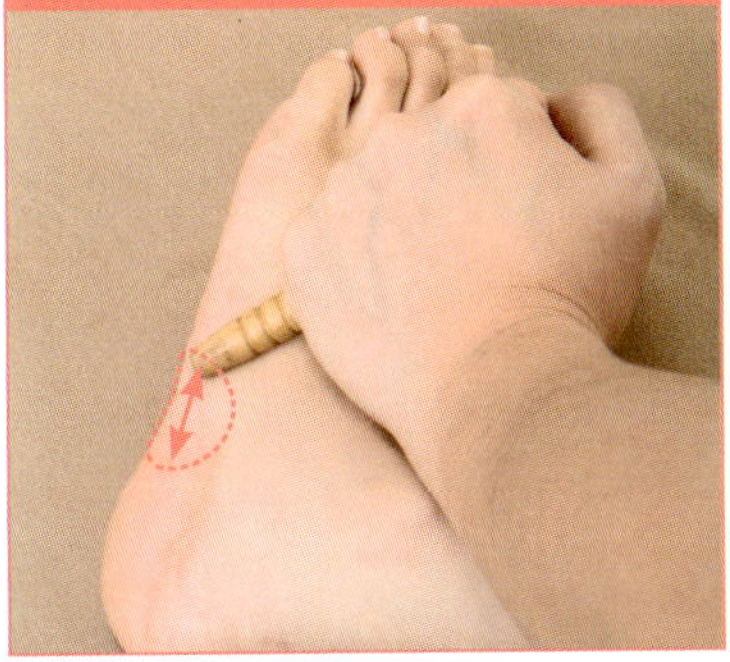

両手で棒を持ち、力いっぱい骨に沿って弧を描くように押圧していきます。肩関節と同様に、膝の悪い人は、老廃物により半月状のツボが見つけづらいので、まずは周辺全体をもみほぐして下さい。

〈44〉横隔膜

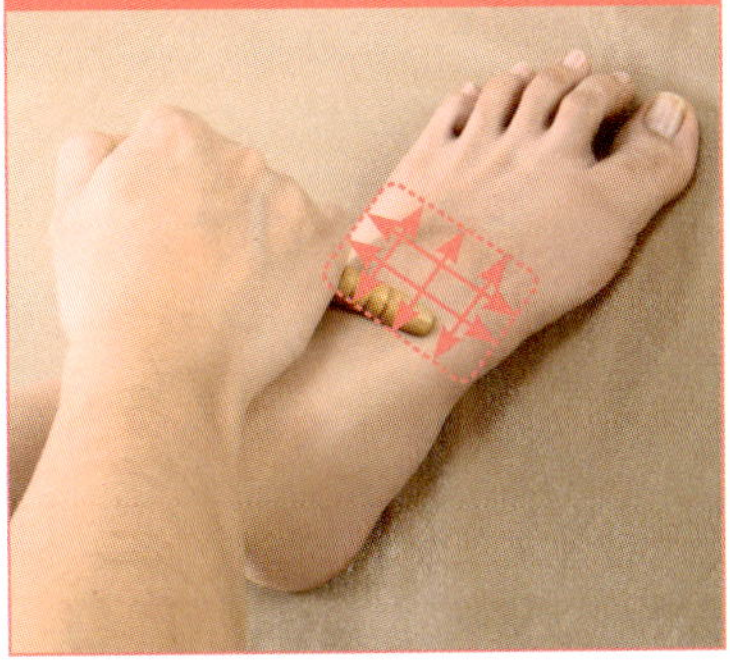

左右両サイドから内・外側にゴリゴリと音を立ててスライドしていきます。骨と皮だけにするというよりも、骨を潰すイメージで老廃物を取り除きます。排泄が出来ていないと甲に老廃物がつきやすく、見た目もむくんでいます。

〈62〉座骨神経
ふくらはぎを柔らかくする

内側外側ともに、もみたい側を横にして、くるぶしの隣から始めます。くるぶしから骨をなぞり、座骨の骨に棒を当てたら、骨ごと斜め前に向かって押し上げます。上まできたら、膝裏に流して下さい。上下に動かしてもOKです。ふくらはぎ全体に、膝周りを細かくえぐるような強さで刺激を与えることで、より効果が引き出せます。

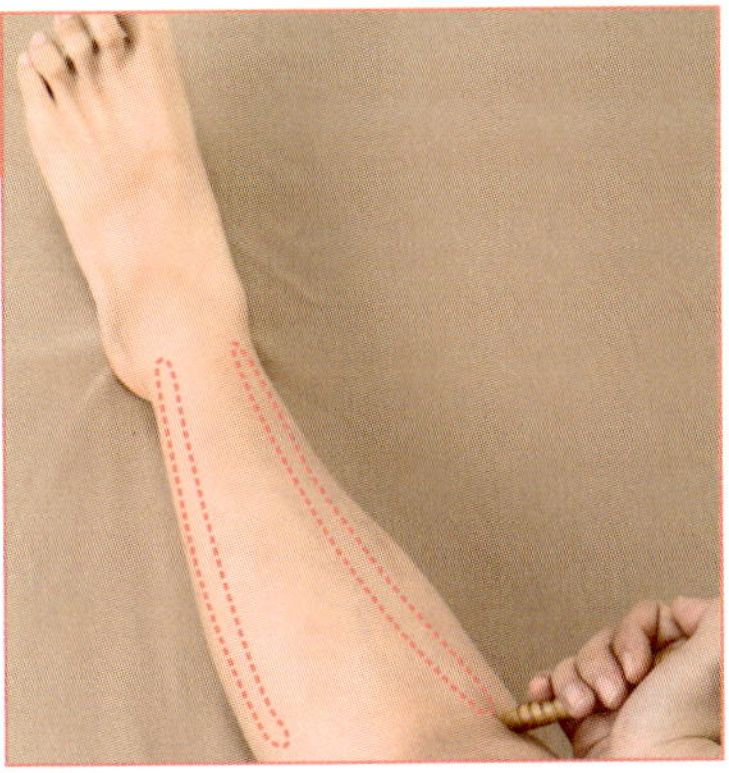

相対応する手のツボをもみましょう

相対応する手のツボをもみましょう

||

膝なら肘をもむとより早い効果が望めます　（P39参照）

COLUMN

おすすめグッズ *01

マッサージローラー

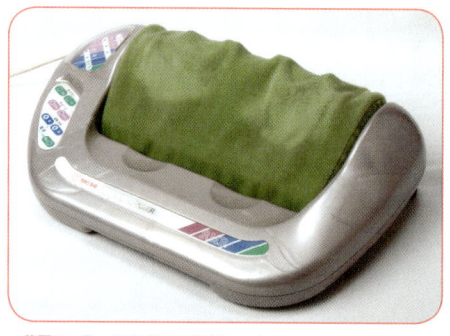

若石ローラーRMR 88,000円(Ohana)

このローラーには私達プロの手が、そのまま入っており、自分でもむのと同じ効果が得られます。また、足裏だけでなく、腕、肩、背中、太もも、おしり、腰などの全身を短時間で効率よくもむことが出来、手でもむには力が足りないところや硬いところにも有効です。

やり方は、足もみと同じように、左足から。ローラーの回転を止めるようなイメージで、足や身体をローラーに押し込みます。基本ゾーンの排泄から、足裏全体、かかと、足首周り、甲、ふくらはぎ、膝裏の順でやっていきます。そして最後に必ず、ローラーを行った時間に関係なく、白湯を500cc以上飲んで下さい。一番ベストなのは、朝起きて15分間全体を万遍なくローラーでもみ、夜は自分の手でもむことをおすすめします。

1台あれば家族やたくさんの人の足をもめます。
お金を残すなら、ローラーを残す。
お墓を買うならローラーを買いましょう(笑)

ある女性は、いつまでも家族の健康を願い、結婚式の花束贈呈のシーンで、花束ではなくローラーを渡しました。

また90歳の女性の方は、「私はなんの健康法もやってませんが、30年前からローラーだけ毎日やっていました。この間、同窓会に行って白内障もなく杖も使わずに歩いていたのは私だけでした」と、メンテナンスのみでお見えになりました。

これを買わない理由がわかりません。返品も一切ありません!
一家に1台! 家族の健康を守ってくれるローラー。頼りになります。

第４章 実践！病に立ち向かおう！

どんな症状や病気でも基本ゾーンである、「副腎・腎臓・輸尿管・膀胱・尿道」を
最初と最後に必ずもみましょう（P40参照）。
がんと診断されたら更に〈39〉〈40〉〈41〉のリンパ腺を絶対にもんで下さい。
もむ箇所が多いと思うかもしれませんが、人に頼る治療だけでは、何も解決しません。
寝ているだけではよくなりません。自分の手で出来る足もみの手の力は、
想像を絶する凄い力があります。火事場のバカ力というやつです。是非やってみて下さい。

Ohana式で病を克服する
～西洋医学の医師から見た足もみ療法～

医学博士　脳神経外科　石井 大 医師

マッサージとは色々な考え方、意見があると思いますが、個人的な見解としては血流・循環を改善するひとつの方法だと考えています。筋肉をマッサージすれば筋肉の血流改善、頭皮をマッサージすれば頭皮の血流改善というように、血流改善のひとつの手段だと思います。また、強く押す、強くもむ等の物理的刺激により、血流改善を促進させるものと考えます。

マッサージに対してはリハビリテーション等の物理療法・運動療法からは賛否両論あり、最近では強く押す・もむ等の刺激により筋肉組織等が破壊され痛みを生じるとの報告もあります。俗にいうもみ返しがこれにあたると思います。

しかし、足もみを行なったあとの検査数値に変化があり、効果があることには驚きました。これからは色々な臨床試験を行ない、結果が出ることが楽しみでもあります。

よいと思ったことは悪いことでなければ、まずはやってみることです。その点で、自身で施行することが出来る足もみマッサージは施行者自身が健康に気をつけるという点ではよいことだと思いますが、足もみのツボが問題なければ身体に異常が無いと決めつけてしまうことは危険だと思います。

私自身の考える健康とはＱＯＬ（Quality of Life）が保たれることだと考えています。それにはまず、予防です。病気になってから治療を行なうのは簡単ではありません。まずは病気から身を守ることです。残念ながら幾ら気をつけていても病気から身を守れないこともあります。早期発見・早期治療するためには、自身の体の変調に早く気づくことです。

世の中には色々な健康グッズ、健康法等が紹介され氾濫していますが、自身に合った無理せず長く続けていける健康法を見つけるために色々と試してみましょう。

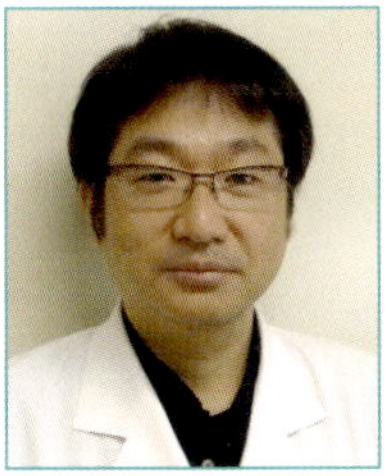

医学博士 脳神経外科
石井 大 医師

Ohana体験者の声

CASE 1

前白血病の診断から足もみを開始

体に異常を感じたのは7年前。全身倦怠感、紫斑《しはん》、点状出血など、書ききれない程の症状が次から次へと現われ始めましたが、医師は「あなたは少し貧血気味なだけ。女性によくあることです。」との診断。しかし症状は悪くなるばかりで、更に色々な検査をお願いするも異常なしの日々。その後の検査で1年後にようやく「骨髄異形成症候群」とわかりました。いわゆる前白血病です。白血病よりも厄介だと言われる病で、当時5年後の生存率は20パーセント。この病気には治療法がないに等しく、医師からは「骨髄移植が出来る日を待ちましょう」と、今の状態より悪くなる日を待つだけしかありませんでした。

そんな時、「先生が凄く面白くて、足をもむだけで体が軽く元気になるスクールがあるけど一緒に通ってみない？」と知り合いが誘ってくれました。半信半疑で週に1回通い、残りの6日は自宅で両足を45分もみ、2カ月程してから先生の施術を週1回、残り6日は自宅で90分、これを3カ月毎日続けました。すると今まで苦痛だった症状が全てなくなり元気が出てきたのです。治療も受けていないのに、主人も家族もびっくりしています。足もみに出会ったことに感謝をし、これからも日々の生活に足もみを取り入れようと思います。

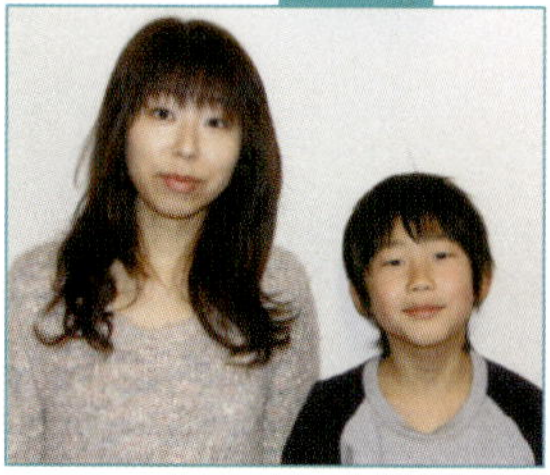

愛知県在住　寺西咲池絵
主婦　（36歳）

CASE 2

様々な症状を改善した命の恩人

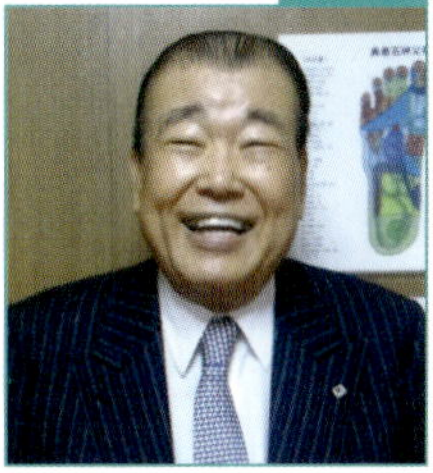
愛知県在住
貝沼建設株式会社　名誉会長
貝沼正敬（75歳）

私がＯｈａｎａに初めて来たのは1年前。当時の私はひとりで歩けず、棺桶に半分足を突っ込んでいました。そんな時、信頼する知人からの紹介で、「私が唯一やっている健康法があります。何せ痛いですが効果がありますよ」と言われ、溺れる者は藁をもつかむ気持ちで伺いました。

いざもんでもらったら…今まで味わったことのない痛みでした。でも、ひとりで歩けなかった私が、帰りにはひとりで立って帰ることが出来たのです。私はコレだと思いました。

痛みに堪え忍んだ結果、半年程でかなりよくなり、半世紀苦しみ続けた肺気腫や、高血圧などの数値も改善、首・腰ヘルニアの痛みもなくなり、それまで飲んでいた16種類の薬が3種類に減りました。

Ｏｈａｎａは私の命の恩人です。今では調子の悪い箇所を足もみで診断してもらってから病院に行きます。指定してもらった科に行けばたらい回しにならず、病院も効率よくかかれます。

私はまだ死になくない。私が元気で仕事をするのは、世のため、人のため、自分のため。だから積極的に足もみに通っています。よくなるとすぐにやめてしまいがちですが、お恥ずかしながら継続こそが健康だとこの年で勉強しました。足もみでまさか命を救われるとは今でも不思議ですが、私の身体が実証しています。

高血圧

薬を飲みながらでも副作用は絶対ありません。血圧を毎日測るように足をもんで下さい。足もみをして効果が現れ始めたら、徐々に薬の量を減らしていくことが出来ます。また、数値で現れていなくても、すい臓の反射区に米粒大のしこりがブリっと出来ていて強烈に痛む人は高血圧の始まりです。早いうちにしこりと痛みがなくなるまでもみほぐすことで、改善されます。高血圧は足もみで早期発見・予防することが出来ます。

➡ 高血圧の足裏例

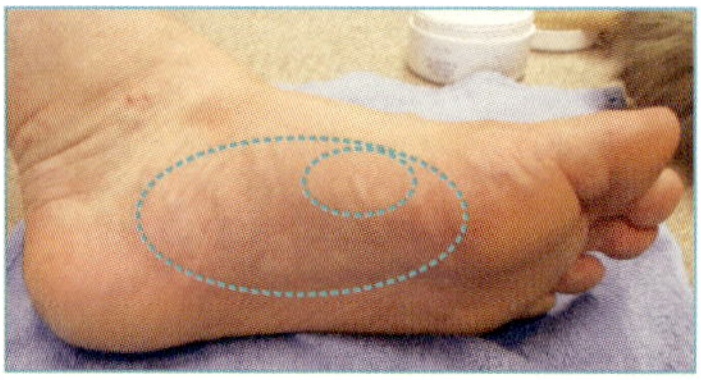

土踏まずが凸凹しており、すい臓部分に大豆くらいのプックリした膨らみがあります。

➡ 高血圧の膝内側例

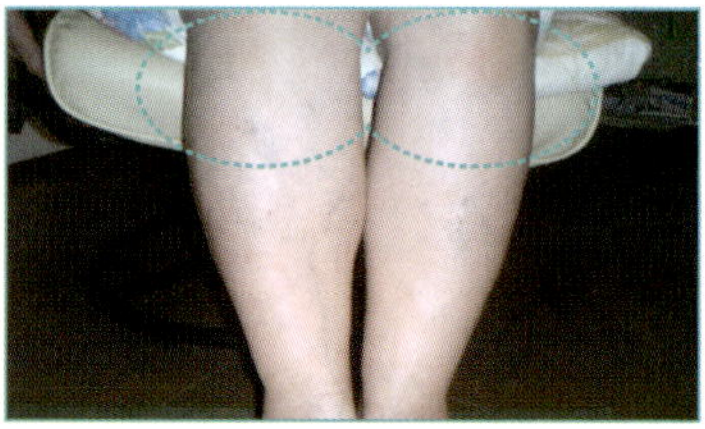

左足をもみ終えた写真です。左足（向かって右側）の膝が小さくなり、膝の内側が凹みました。右足のように（向かって左側）内側箇所が膨らんでいると、高血圧、糖尿が疑われます。

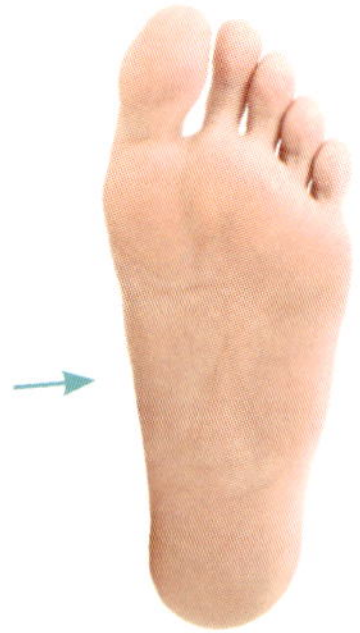

高血圧にならない足裏

土踏まずのアーチに凸凹感のない足です。心臓部分も膨らみがなく平らに近い状態になっていくと高血圧の生活とはおさらばです。

高血圧にならない膝内側

痩せている、太っているに関係なく膝の内側のアーチが凹み、綺麗に膝の骨が出ています。膝裏も凹んでいて、筋が出ていれば高血圧とは無縁です。

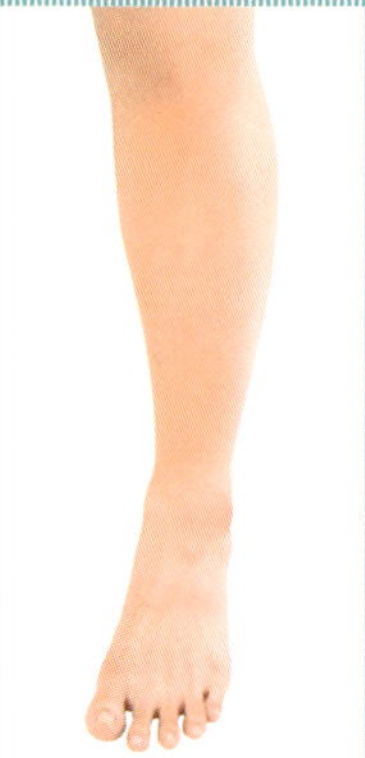

高血圧を改善するには

〈17〉すい臓

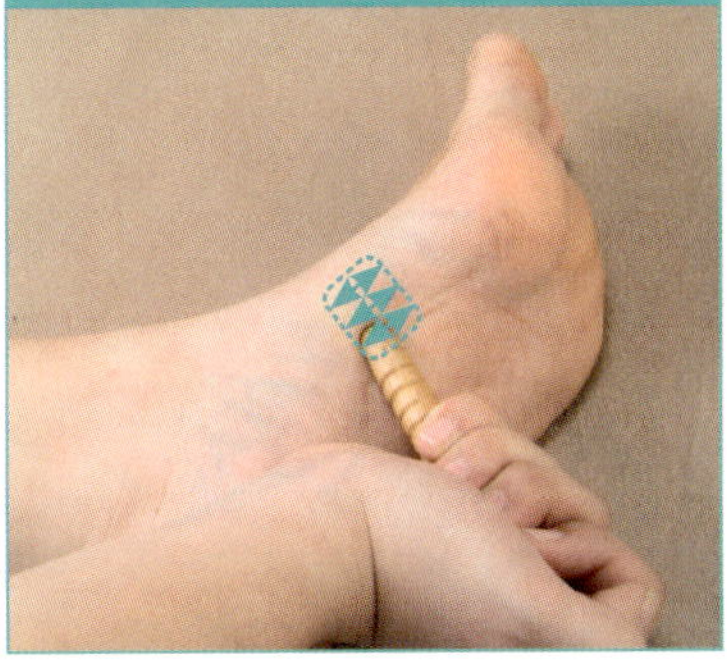

親指の中足骨から親指幅を1幅とし、2幅目がすい臓のツボです。脊椎のツボから中央に向けて、棒をゆっくり深くスライドしていきます。痛さでついつい逃げてしまいますが、床にしっかり足をくっつけて逃げないように固定させて押して下さい。

〈33〉心臓

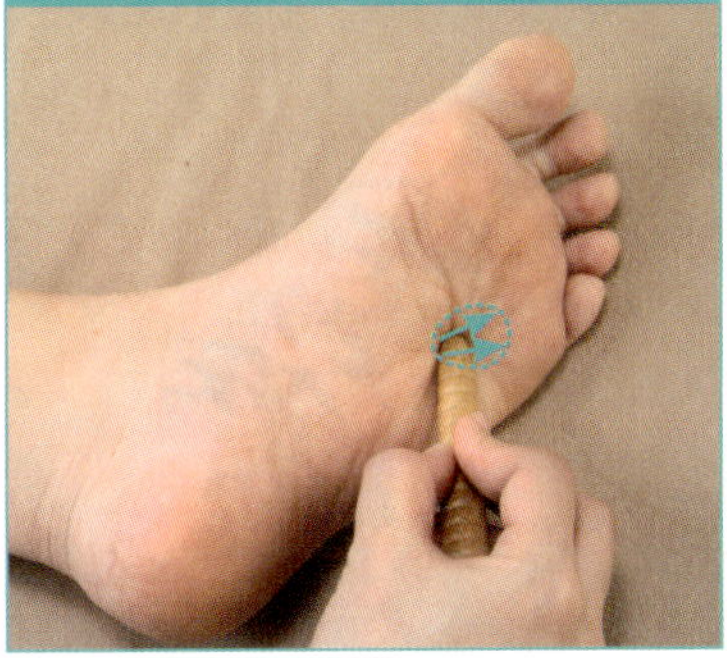

左足にだけツボがあります。棒で下から斜め45度、小指に向かって力を入れて突き刺します。心臓のツボは深く、もむ力が届きにくいので、狙い打ちでツボを押すよりも、広い範囲で捕らえましょう。

膝内側・裏を全体に万遍なく揉む

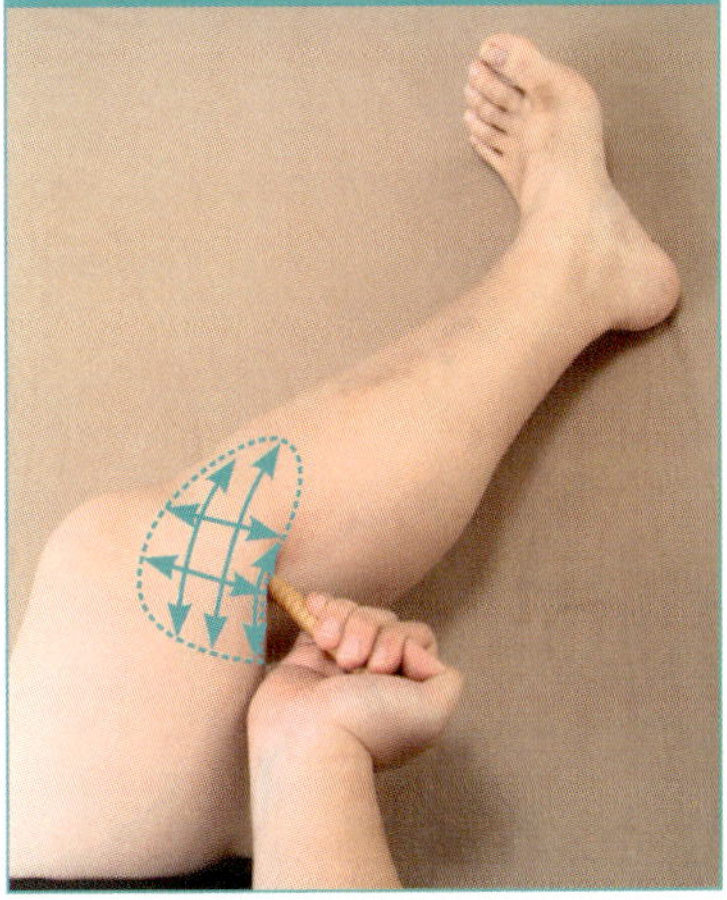

膝内側は骨に沿って、上下左右関係なく肉を削ぎ取るようにもんでいって下さい。また高血圧の人は老廃物が膝裏にも溜まりやすいので、棒を地面に90度に立て、膝裏を棒の頂上に置き、肉をかき回すようにえぐっていって下さい。すぐに効果が出るため、痛くても楽しい場所でもあります。

糖尿病

糖尿病の人は、どのツボも針で刺したような痛みがします。また排泄機能が弱いため、もんだほうの足は不自然な程赤くなり、もんでいない足は青紫色になり、血液が通っていないような冷えを感じます。ひどい場合は感覚もあまり感じません。また、すい臓に玉のような膨らみがあり、これがある限り糖尿は改善されません。そして最後に白湯が全然飲めない、または飲みづらい人が多いのも特徴です。

➡ 糖尿病の膝内側例

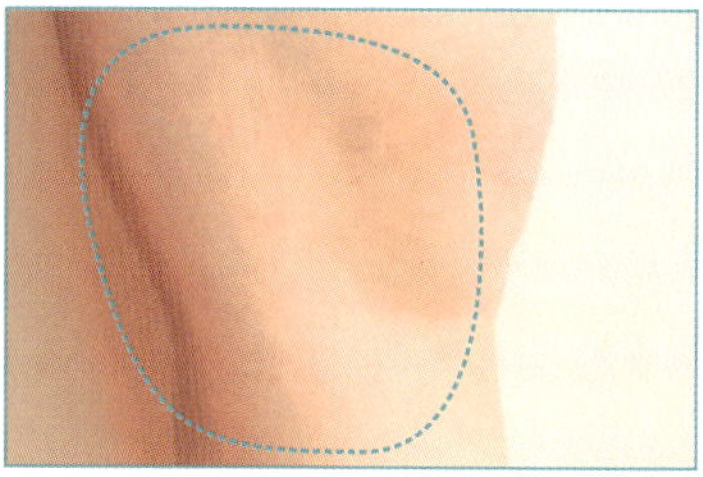

膝がどこかわからないくらい内側が太い、または肉がしっかりついている。体型に関係なく膝内側に肉がついている人は注意。

➡ 糖尿から甲が高くなった例

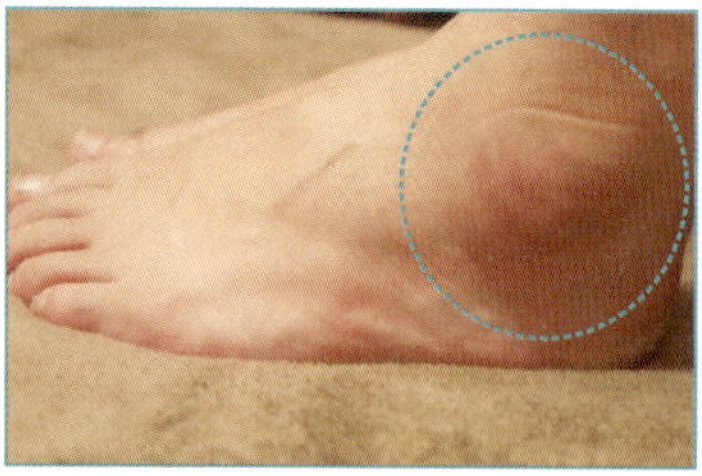

足が細いのに甲だけが高くなり、足首のリンパが詰まっているので、くるぶしのラインがぼやけている。

➡ 糖尿病になる兆しがある足裏例

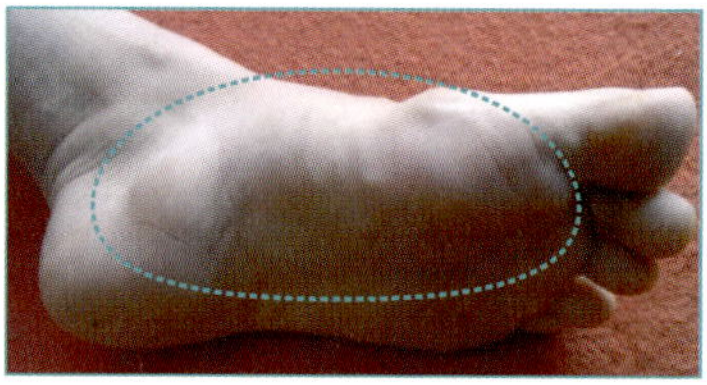

土踏まずに大きな腫れがある。足裏がカサカサしている。不自然な赤みがあり、足に弾力がない。

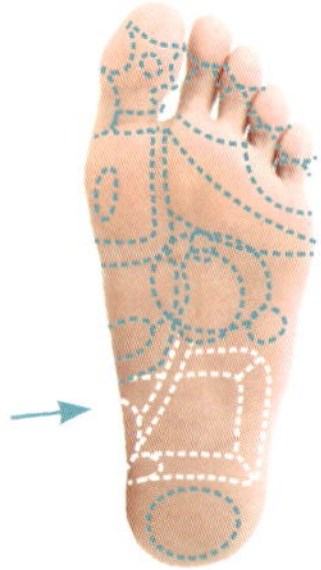

糖尿病にならない足裏

土踏まずが誰が見ても綺麗なラインで、腫れていない。排泄ゾーンが柔らかい。膝内側の骨を触ることが出来O脚ではない。甲が低く、足が薄いのがよい。

糖尿病を改善するには

〈15〉胃

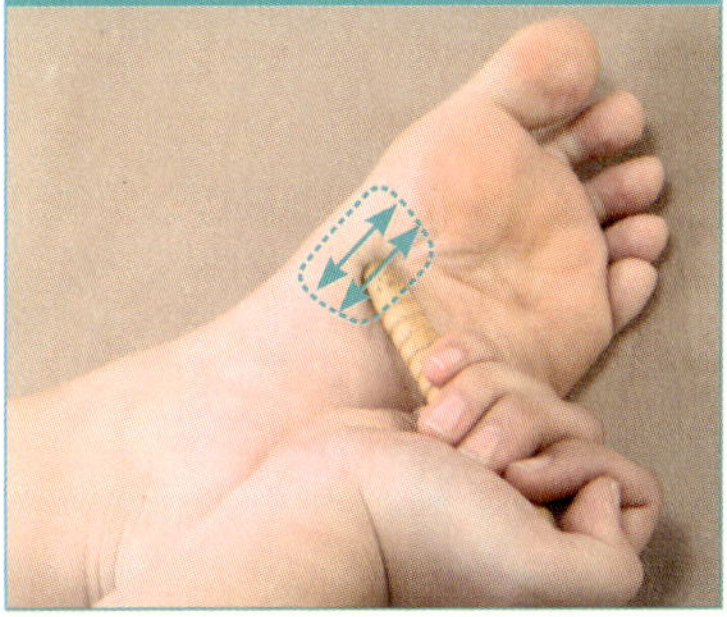

甲状腺の真下が胃のツボ。甲状腺の山からすとんと落ちたところで、自分の親指を横向きにした大きさと同じです。この部分に棒を真っすぐ突き刺していきます。穴のようになっているので、棒で中をかき出すようにもんでいきます。

〈16〉十二指腸

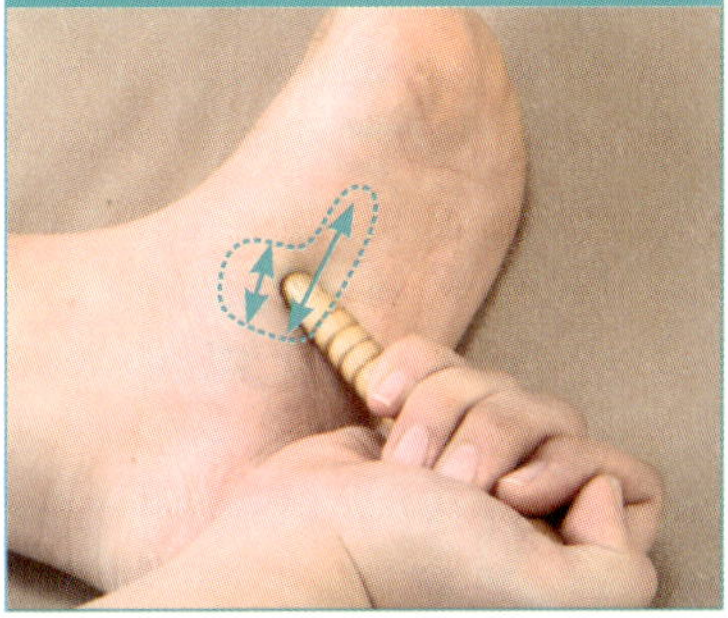

十二指腸は胃のツボから親指2本分下にあります。範囲が広いのでもみ残しのないようにしっかりと押します。痛みが強いツボなので、逃げないように足を固定して心を鬼にしてもみましょう。

〈17〉すい臓

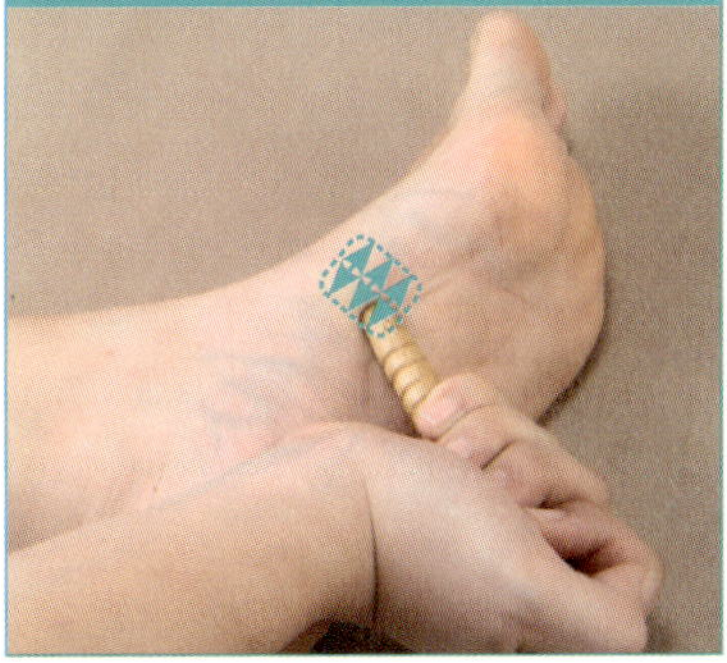

明らかに膨らんでいる時は、棒を真っ直ぐ突き刺し、全体重をかけながらじわじわと押し、棒をずらしながら細かく押し続けます。また、背椎の方にも老廃物がついていることが多いので、棒で骨の際から削っていって下さい。

膝裏側全体を万遍なくもむ

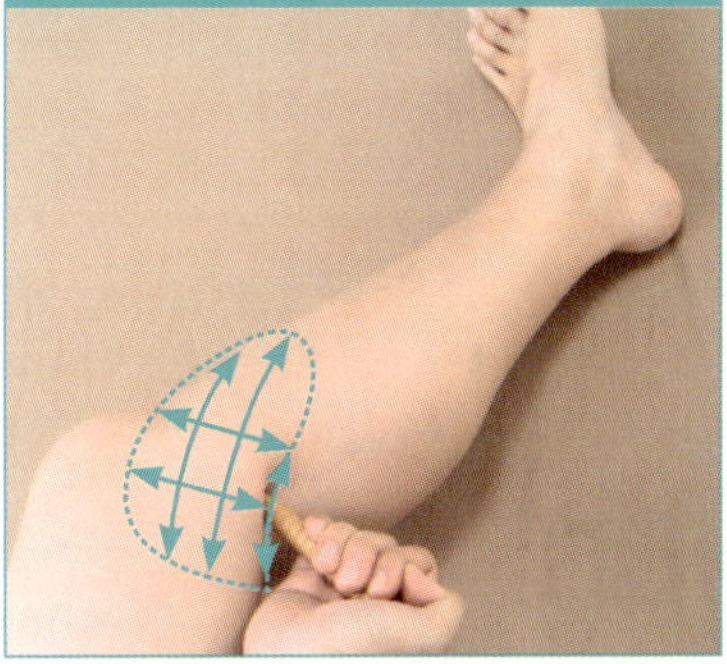

床に棒を立て、頂点に膝裏を乗せてグリグリと穴があく程、もんでいきましょう。膝内側も骨に沿って、左右上下に肉を削り落とすようにもんでいきます。

心臓疾患

どんな人でも多少の痛みを感じます。それは心臓が常に働いているため、老廃物が溜まりやすいのです。更に強く痛みを感じる人は、不整脈などを持っています。不整脈はなかなか治療出来ないと言われていますが、半月から1カ月程毎日もみ続ければ、すぐによくなります。心臓のツボに老廃物が溜まると、精神のバランスも崩しやすくなり、ほかの臓器への影響も与えるので、しっかりもんで下さい。

➡ 心臓疾患のある例①

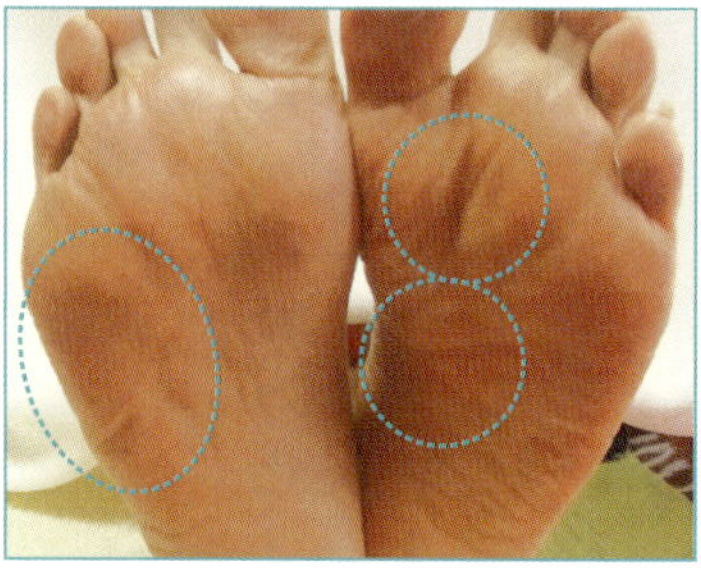

足の裏の色が赤みをおび不自然な色になっています。むくみとは違う、膨らみや柔らかさもあります。

➡ 心臓疾患のある例②

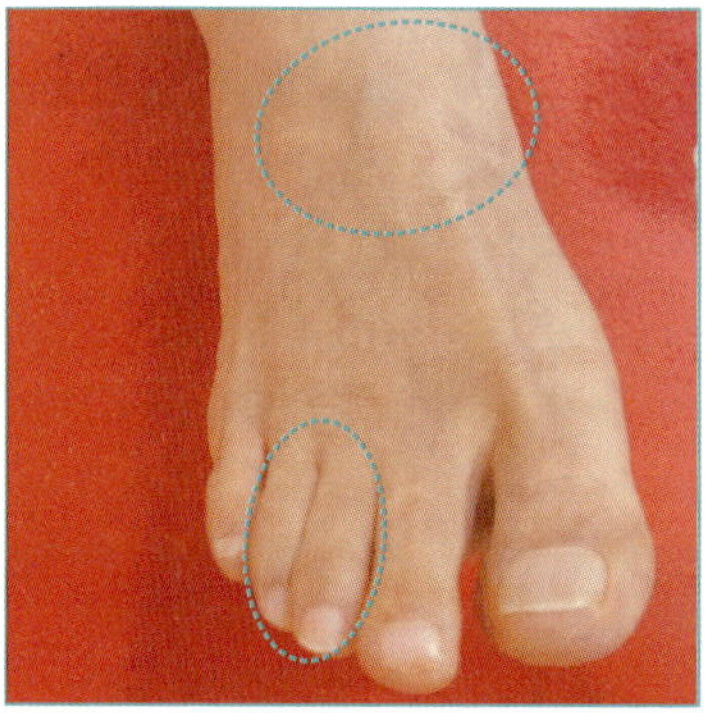

甲が膨らんでいます。また、中指と薬指の間に隙間がなく、くっついてしまい指を開きたくても開けない時は心臓のツボが弱っている証拠です。

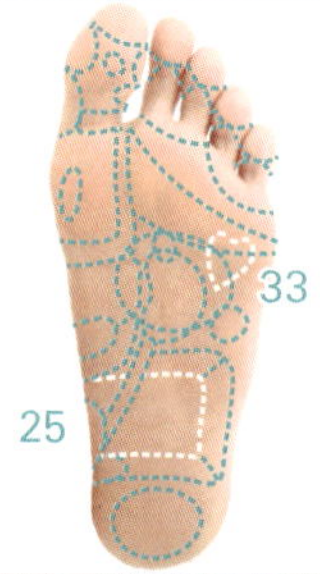

心臓疾患のない足裏

心臓と小腸のツボが柔らかい。見た目にも薄く、足裏全体がまな板に近いくらい平行でぺちゃんとしているのが望ましい。

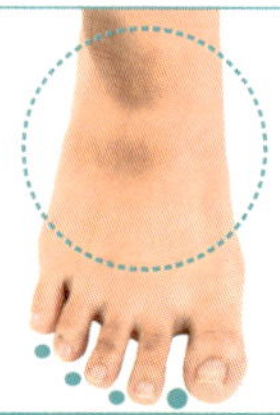

心臓疾患のない甲

甲が低く、むくみがない。足指の間がきっちり開き、くっついていない。

心臓疾患を改善するには

〈21〉副腎

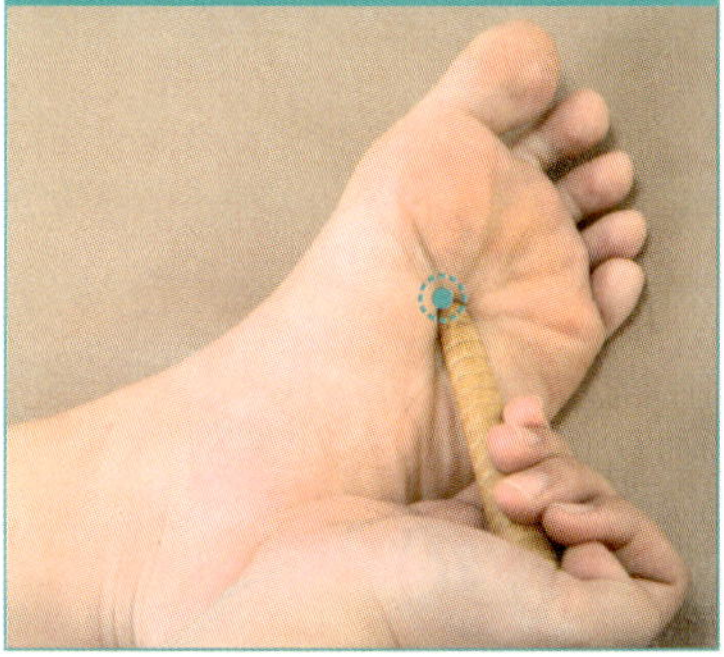

ひとさし指と中指の間を中央に目指して押し進めると、山を下ってガクっと落ちます。落ちた場所から棒の面を半分内側にずらして上へ頂点を突くように力をかけて点圧します。するとチカっとする痛みが出た場所が副腎です。 3回押しましょう。

〈25〉小腸

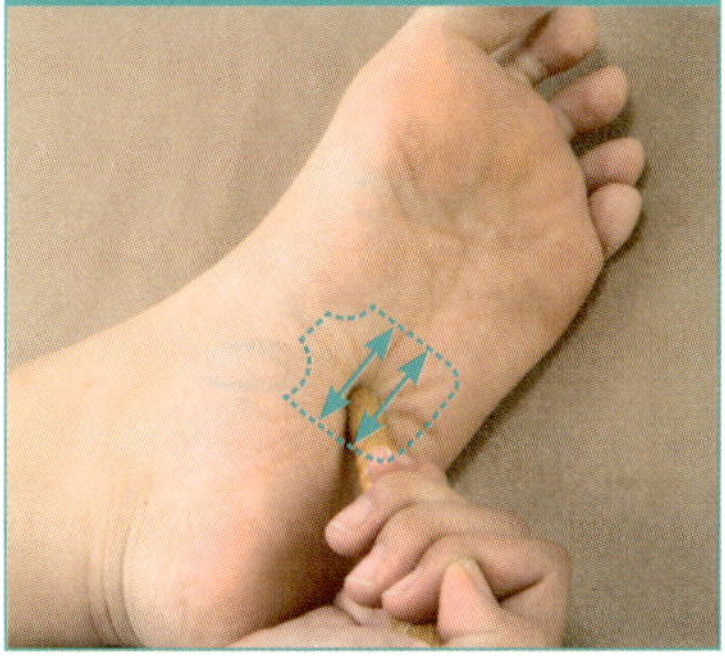

土踏まずの横で、5センチ×10センチくらいの長方形の部分で一番もみやすい場所です。棒をあてたら全体重をかけて上下に動かして下さい。足を床にしっかりと固定させて、もみ残しがないように深くゆっくり押圧していきます。

〈18〉肝臓

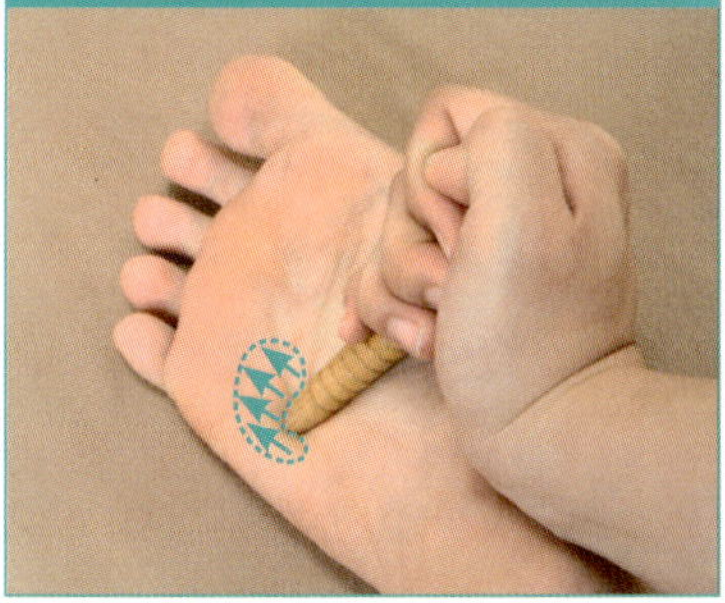

肝臓のツボは右足のみにあります。ほぼ心臓と同じ場所（右足と左足の違い）にあり、範囲は心臓より一回り大きいです。深いところにあるので、棒を真っ直ぐ突き刺し、上に向かって押し上げ、穴をあけるつもりでグイグイもんで下さい。

〈33〉心臓

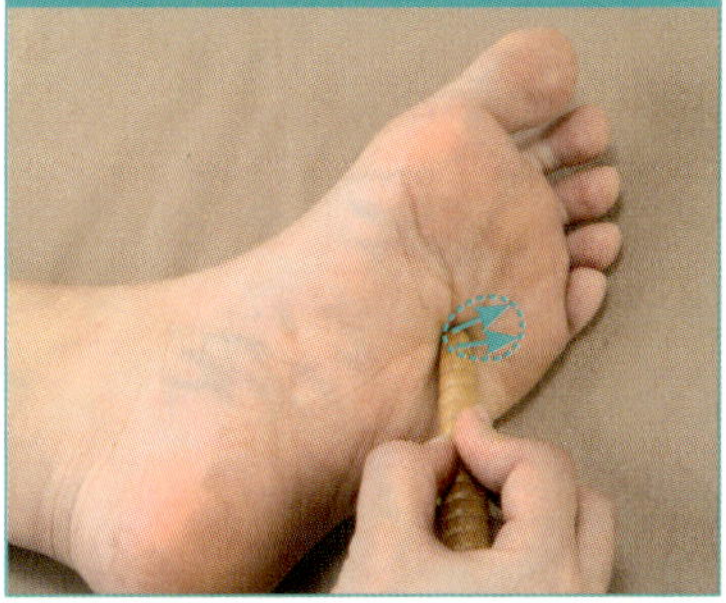

薬指から真っ直ぐ中央に向かって上から下にもんでは何もひっかかりませんが、下から上に押し上げると棒にひっかかりを感じます。これが心臓のツボです。ツボが深く届きにくいので、つま先に向けて力強く突き上げましょう。

寝たきりの人が元気を取り戻す

寝たきりの人はかかとが大きくなっています。ここに老廃物が溜まると“やる気、気力、活力”がなくなります。怠けるつもりはないのに身体がだるくなり、すぐに休みたくなります。かかとと親指をしっかりもみほぐせば改善されますが、認知症の方の場合身体が先に動くようになり、ひとりで外出してしまうことも。もみ続ければ頭もしっかりしていきますが、ご家族の方はかなりの覚悟を持ってもんで下さい。

➡ 寝たきりの人の足裏例

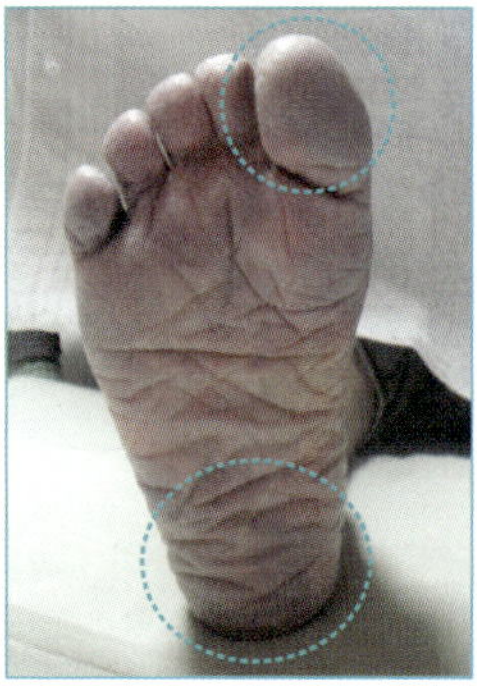

かかとが大きいと同時に、親指が水を入れすぎた水風船のようにパンパンで、腫れている。もむと親指が大きく石が入ったように硬いです。

➡ 高齢でも元気に歩いている足

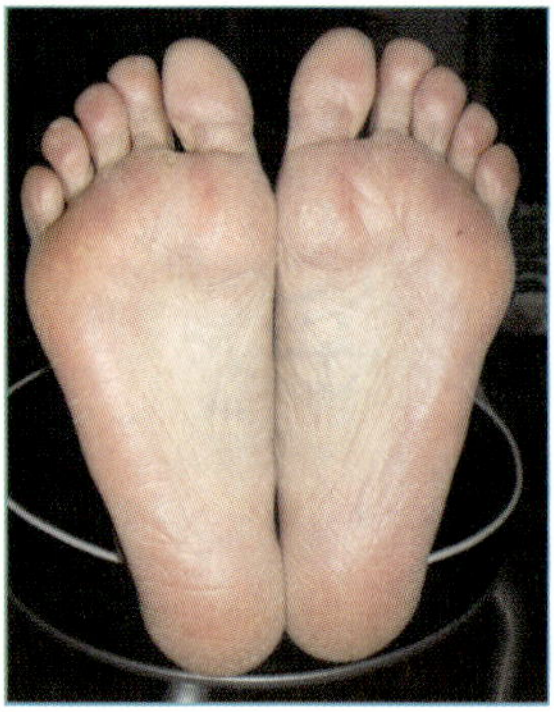

この足は90歳の女性の足です。加齢によるしわはありますが、血色がよく、綺麗な足の形をしています。

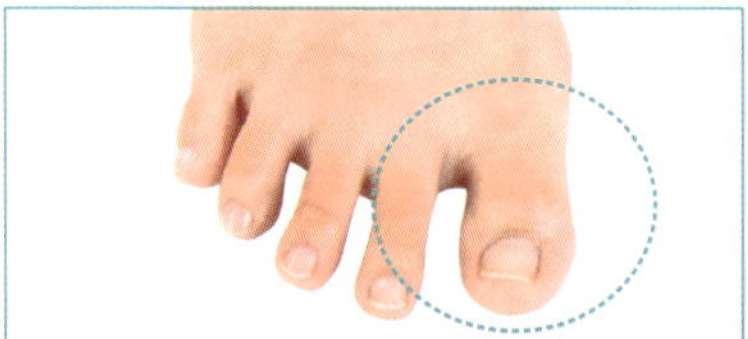

健康な人の足

親指が柔らかく小さい。親指の内側がひとさし指に寄ってないこと。かかとも小さければ小さい程よい。

健康な人のかかと

かかとが小さい。足裏を見ると、指先から見て逆三角形になっている足は認知症になりません。

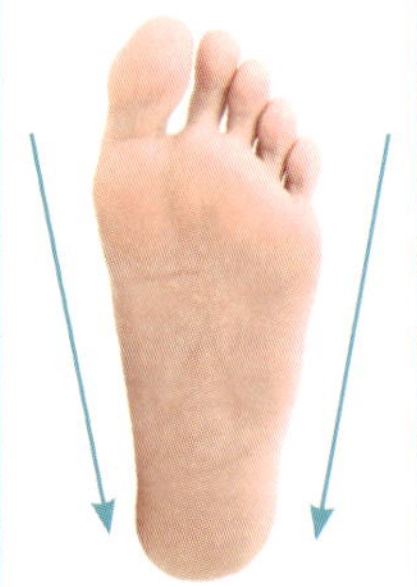

寝たきりの人が元気を取り戻すには

〈21〉副腎

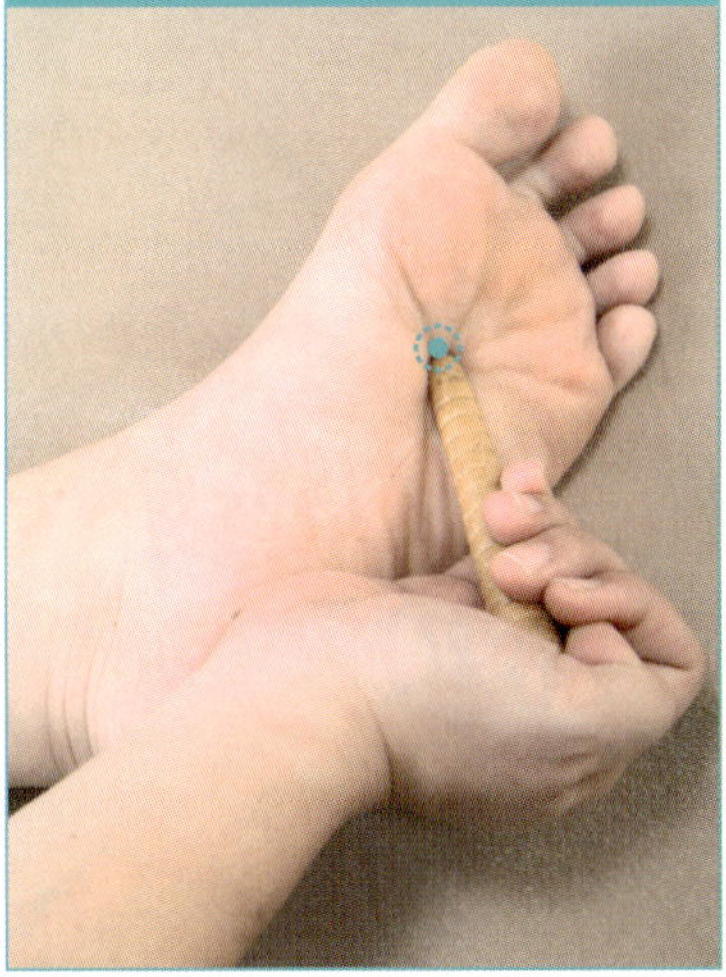

ひとさし指と中指の間を力いっぱい中央に目指して押し進めると、山を下ってガクっと落ちます。落ちた場所から棒の面を半分内よりにずらして、上へ頂点を突くように力をかけてグッと3回点圧します。この時にチカっという痛みがない場合はずれていることがあります。

〈36〉生殖腺

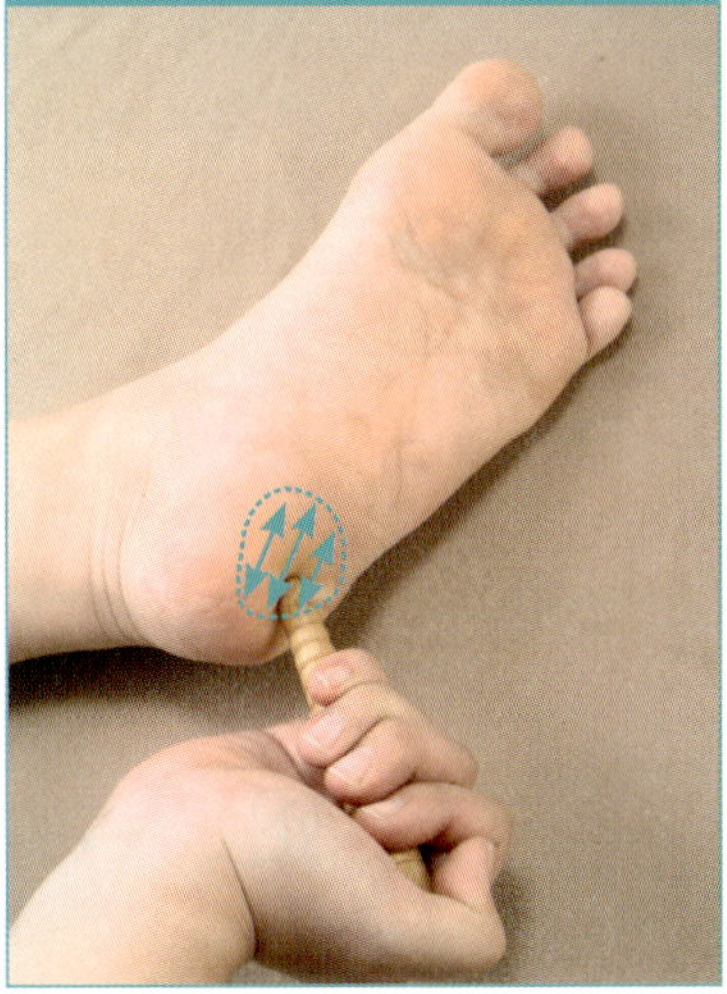

痛みに負けず、棒を使って力いっぱいもんで下さい。石のように硬い場所ですが、かかとを小さく彫刻するつもりで、ゆっくり上下にずらしていきます。中央に向かい際に沿って棒を立てて押し上げていくと、滑りにくくもみやすいです。

がんの見つけ方とその後
～足もみでがんを克服する～

自分の健康状態をいつでもどこでも、簡単に把握出来るのが足もみの特徴です。それは〝自分の足を見ること〟です。Ｏｈａｎａが主に学んだ、若石健康法で初めて可能になった新観《しんかん》趾《し》法《ほう》は、足裏と脚部を触ることで身体の故障や、病気、その源がわかるようになります。経験を正しく積んでいくと、

❶足のツボにおこる変化、あるいは異常について
❷ツボに関連する器官や部位に起きた変化、又は異常について
❸器官、あるいは部位に起きた病気の軽さ、重さの違い、あるいは症状についての判断が可能になります。

特にツボに発生した変化や異常、例えばしこり、ウオノメ、タコや足の変形など、あらゆる変化を基にして、軽く足の裏をなでることで変化に気づき、そこと関連する器官、あるいは部位の健康状態を判断します。

例えば、膀胱のツボがぷっくり膨れていたら排泄系（腎臓、輸尿管、膀胱、

尿道）になんらかの異常が考えられます。多忙を極める現代、排泄を我慢する癖がついていることも一因です。症状として膀胱炎、結石、腎炎、そこまでいかなくても、フケや白髪が増える段階かもしれません。軽くなでると、ゴムの塊のような感じがします。スペースの関係で一例しか挙げられませんが、自分の指先の感覚でツボの異常を捉えることで健康状態をチェックすることが出来、これこそが予防医学なのです。自分自身が主治医なのです。

がんの可能性がある時は、まず病院で診断してもらいましょう。そして、西洋医学の治療と平行しながら足をもむことをＯｈａｎａでは薦めています。入院していても足はもめます。時間がある時は常にもんで下さい。足もみは根気、忍耐、自信です。がんが見つかると身体だけでなく、心もかなり落ち込みます。でもその気持ちも足もみは取り除いてしまう力があり、痛みが簡単に解決してくれます。つらければつらいほど、モノや人に当たり散らしたくなる気持ちを足もみに打ち込んで見て下さい。驚く成果を期待して…。

足もみでがんを未然に防ごう

① もんでも温かくならないのは要注意

足もみ後はどんな人でも足が温かくなりますが、がんの恐れのある人は強くもんでもすぐに冷えてしまいます。進行が早い人程冷えは早く、左足をもみ終わって右足をもむころには左足が冷えてしまいます。

② 爪をよく観察しよう

よく足の爪に線が入る人がいますが、細かい縦の線は問題ありません。横線や黒い影のようなものが出来たら要注意です。爪の際などに、黒い粒のようなものが出来たら悪性腫瘍の可能性が大きいです。

③ 水虫はがんの確率を高める

体の中が梅雨と同じ状況でジメジメしているため、様々な細菌が喜んで生息しています。水虫は老廃物をごちそうとしているため、どんどんと増えていきます。足をもんで温かい身体を作り、高体温にして水虫を退治しましょう。

④ リンパのツボをチェック

がんはリンパのあるところに出来やすいので、リンパ関係のツボをもむと激痛が走ります。また、もんだあとにリンパのツボだけ腫れ上がるようであれば、現在がんの種が隠れている可能性があります。

⑤ 足もみ後の白湯500cc、すんなり飲める？

足もみ後30分以内に（30分かけて）白湯を500ccを飲みますが、内臓の弱い人は白湯が喉元で引っかかり、なかなか入っていきません。水分を取りにくいのは不調の証拠。元気な人は500ccを一気に飲み干せてしまいます。

がんと診断されたら、ここをもみましょう

〈21〉副腎　〈22〉腎臓
〈23〉輸尿管

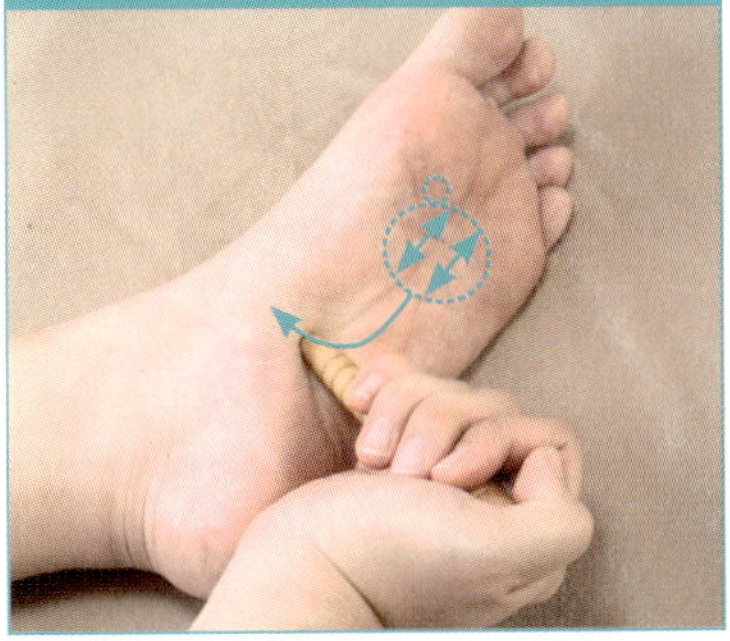

腎臓のツボは足裏の薬指の中足骨の間にある直径4センチの範囲です。棒で深く突き、健康・不健康に関係なく痛いくらいにもみましょう。輸尿管は腎臓から膀胱までを結ぶライン上にあるツボです。棒を用いて深くゆっくり滑らせ、強くもんでいって下さい。

〈24〉膀胱
〈51〉尿道・膣・陰茎

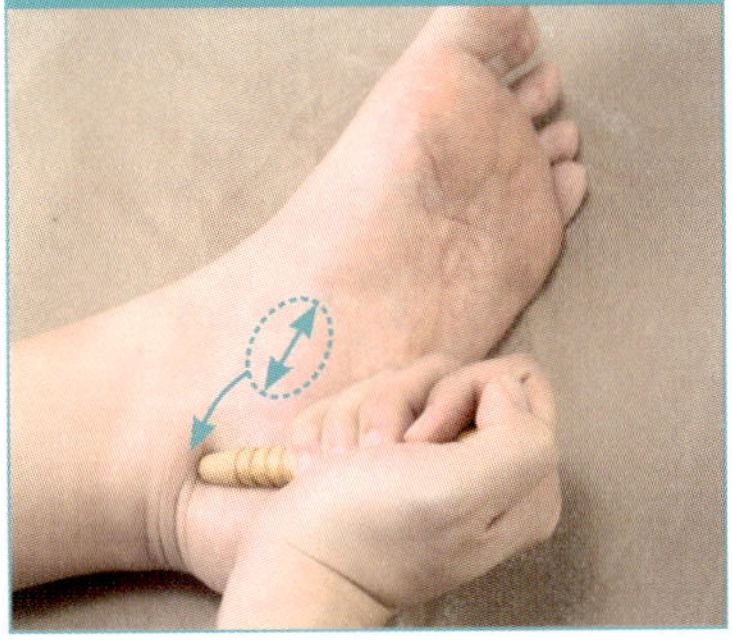

膀胱のツボは足裏の内側のかかとより少し上の膨れているところ。棒で膨れを潰すようにもんでいきます。尿道は膀胱から内側のくるぶしの骨のうしろ側までゆっくりスライドさせながら押圧していきましょう。

〈39〉上半身リンパ腺
〈40〉下半身リンパ腺

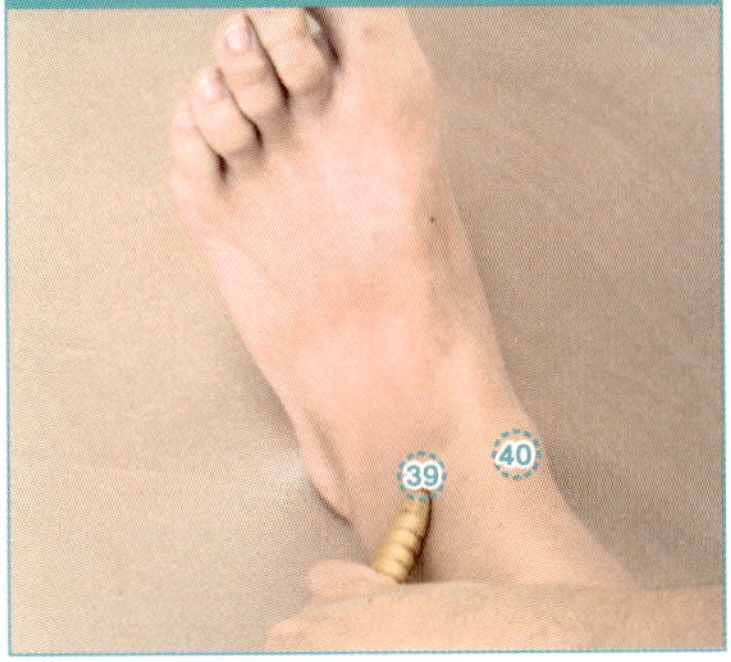

外側は上半身、内側は下半身のくるぶしのくぼみにあるツボを深く点圧します。くるぶしも棒で形が綺麗に出るよう、彫刻刀で木を削る要領でもんでいきましょう。

〈41〉胸部リンパ腺

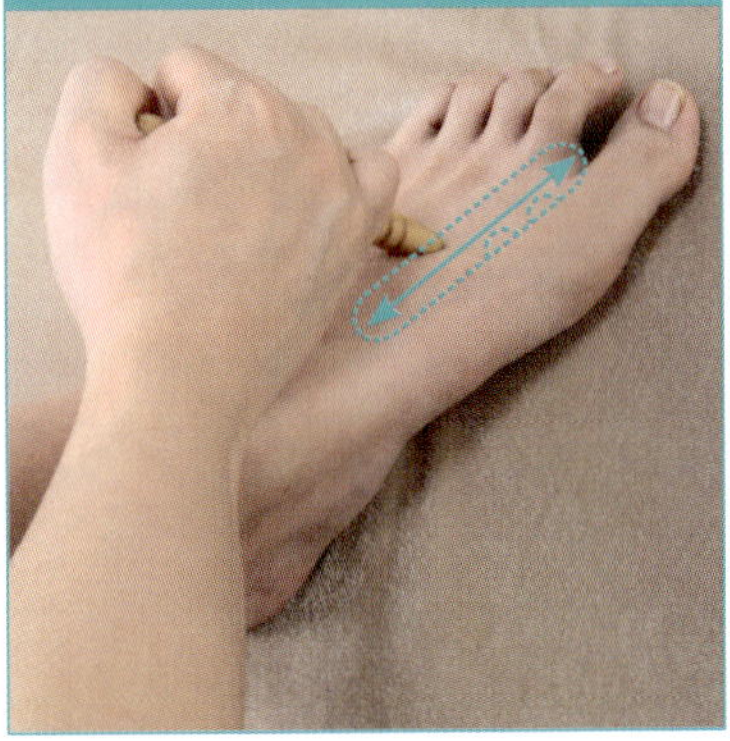

棒で上下にスライドしながら押圧し、上部で止めたら力を入れ直し、骨を砕く感じで点圧します。水かきが出来るくらい、指の骨と骨の間が見えるまでしっかりもんでいきましょう。

肺がん

肺がんの時は肺に関わる全ての機能をもんで下さい。全て凄い痛みを感じるでしょう。また、東洋医学で肺と腸は密接な関係（P36の五臓六腑より）で成り立っており、肺がんになる前に腸のポリープが発見されたり、便秘や下痢になりやすいなど腸が弱って肺に影響しています。たくさん呼吸をしてしっかり排便をするように心がけて下さい。排泄機能が強くなる足もみは、肺がんにとっても向いている療法だと言えます。

➡ 肺がんになりやすい人の足裏例

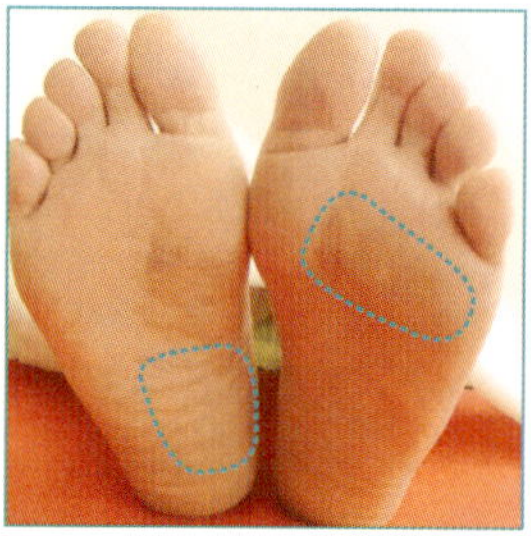

肺のツボ箇所に、膨らみが出ます。更に腸の広い部分にカサカサがあったら要注意です。

➡ 肺がんの人の甲

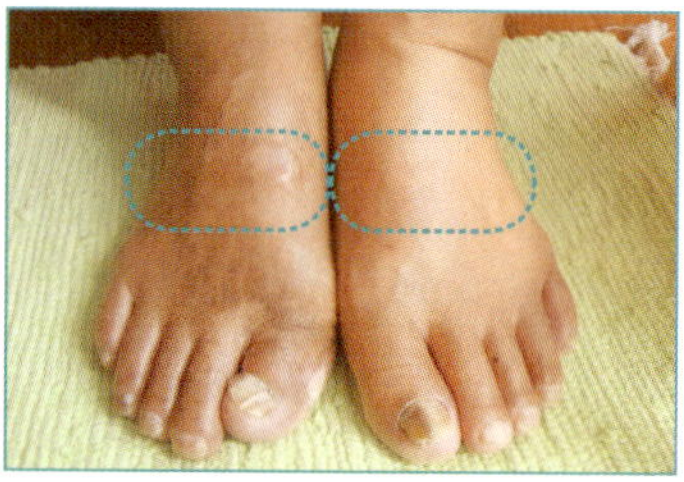

甲を力いっぱいもんでも、横隔膜のあたりがはね返るように膨らみがすぐに戻ります。棒でもんだ瞬間は跡がつき凹みが出ても、すぐ膨らんで元に戻ったら一度病院で検査して下さい。

➡ 肺の悪い人の膨らみ方

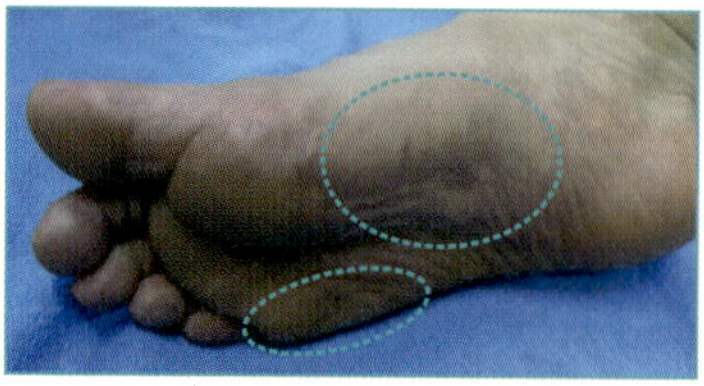

指の付け根から真ん中に向けて棒を滑らせていくと、山を登って降りたところに膨らみがあったり、写真のように立てた時に、肺が盛り上がっていたら異常ありです。

肺が元気な足裏＆甲

肉が盛り上がらない骨と皮だけの足裏にしましょう。もんですぐに血管が出るような骨と皮の薄い甲にして、横隔膜はボコボコ感のない低い甲にして下さい。

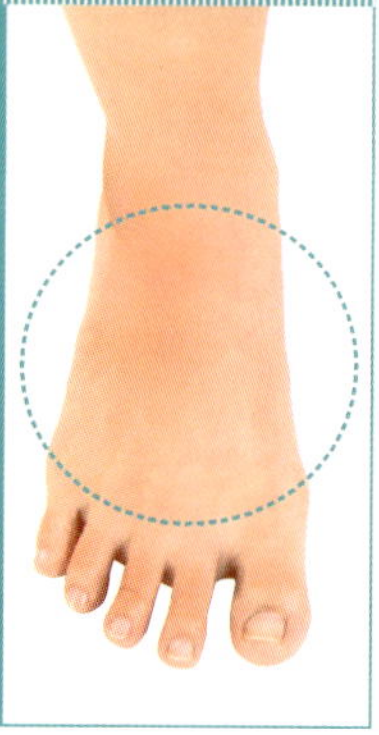

肺がんを改善するには

〈44〉横隔膜

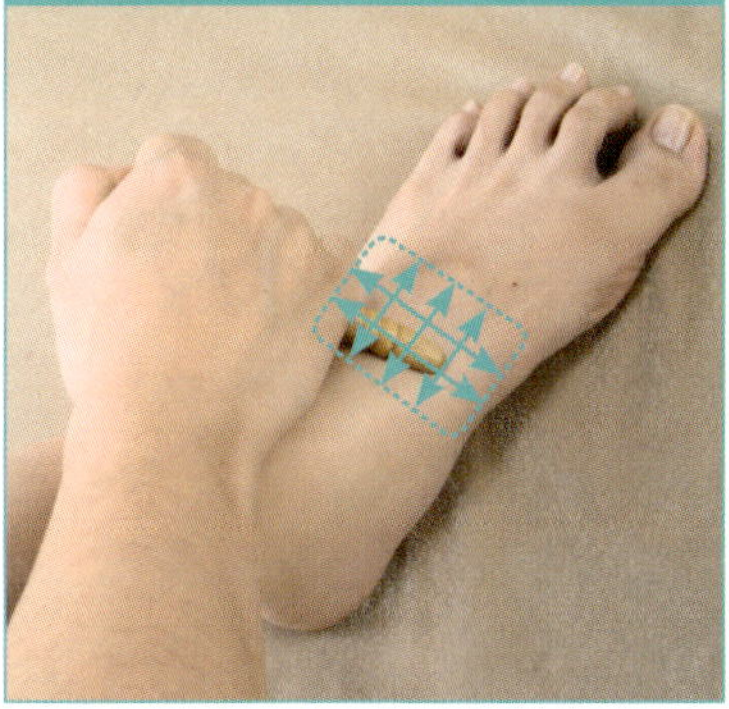

左右両サイドから内・外側にゴリゴリと音を立ててスライドしていきます。骨と皮だけにするというよりも、骨を潰すイメージで老廃物を取り除きます。排泄が出来ていないと甲に老廃物がつきやすく、見た目もむくんでいます。

〈14〉肺と気管支

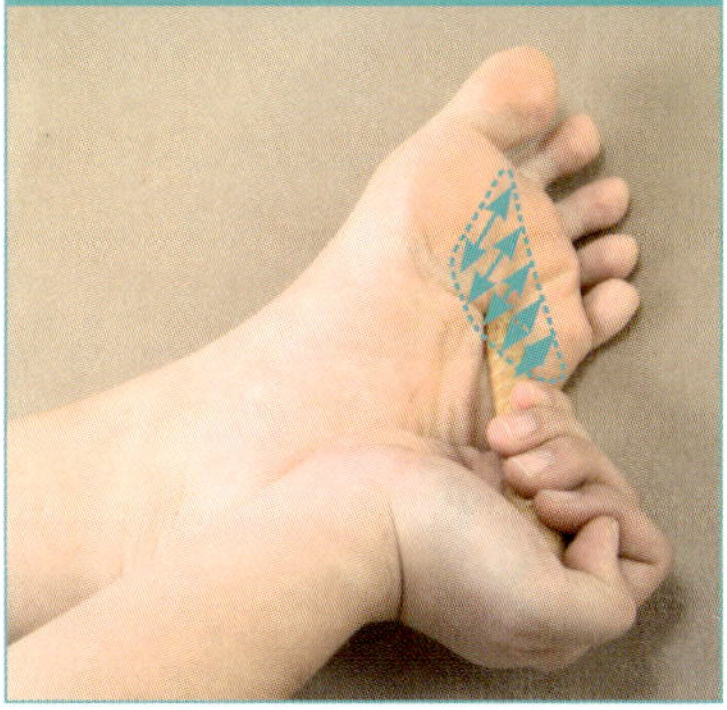

僧帽筋のツボの真下にあり、指1本ぐらいの幅で帯状に広がっています。足の甲へ貫通するくらいの気持ちで力を入れてもみます。次に、骨と骨の間を上下方向へ、この部分を通っている動脈を絞り上げるようにしごいて下さい。

〈25〉〜〈32〉腸

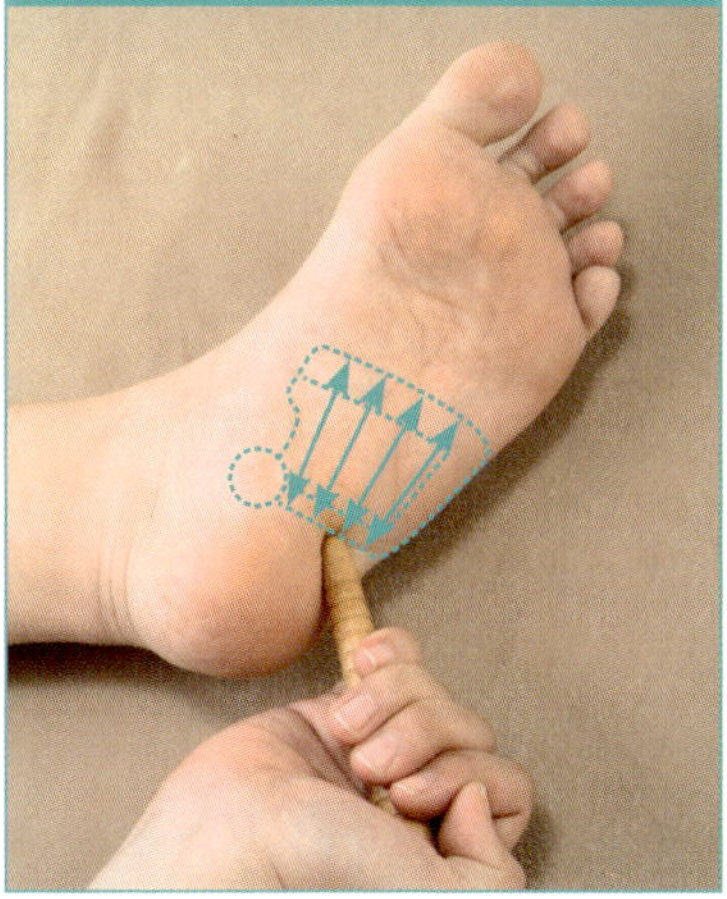

棒で腕立て伏せをするように力いっぱい、かかとから指に向けて滑り台のように滑らせます。棒が止まったところから5センチくらい、フライパンについたおこげを取るイメージで上下に押圧していきます。

甲状腺がん

現在、日本はチェルノブイリのように小児甲状腺がん患者だらけになるのか？　などと報道されていますが、甲状腺異常は足もみで予防出来ます。既に甲状腺にタコや、押すと硬いゴム状のようなものがある場合は、甲状腺の機能低下や、異常（身体がだるい→異常に喉がかわく→重い病気までの各段階）があるはずです。甲状腺は誰でも悪くなりやすい箇所ですが、足もみで早期診断が出来、治療が可能です。

➡ 甲状腺疾患の兆候がある例

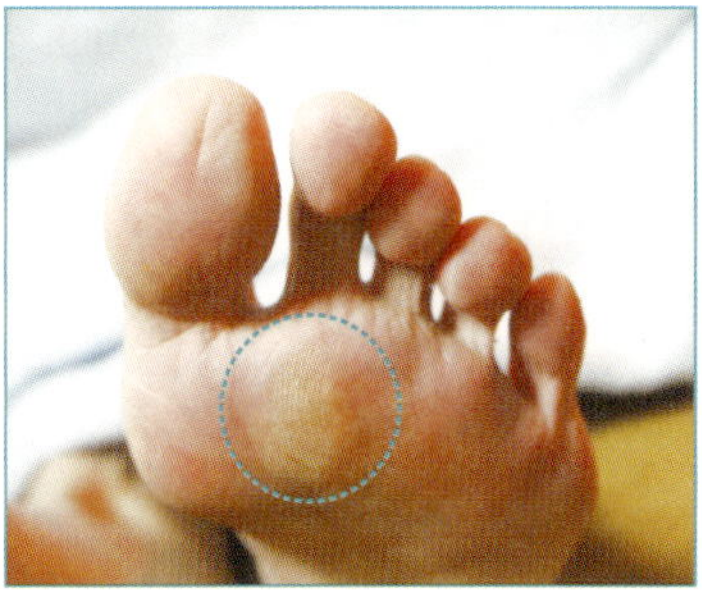

甲状腺のまわりにタコが出来たり皮が固くなったりします。これは軽石で研いだり削っても、再生されるのは同じ皮です。

➡ 甲状腺がんの例

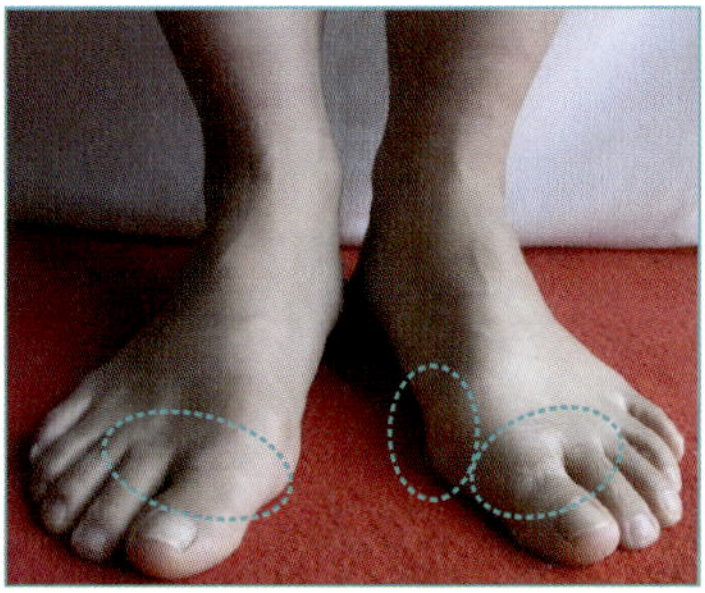

外反母趾になったり、親指周りがカサカサします。親指の周りに肉がついて靴擦れしやすくなり、親指に血豆も出来やすくなります。

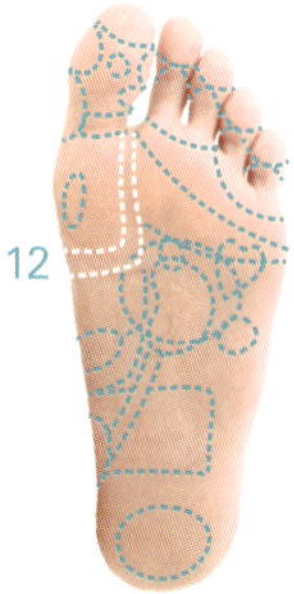

甲状腺疾患のない足裏

足の裏は、親指の周りが肉ではなく骨が見える。甲は薄く、親指は真っ直ぐに長く、水かきもしっかり出ています。足指でグーチョキパーが出来ると機能が低下しません。

甲状腺がんを改善するには

〈12〉甲状腺

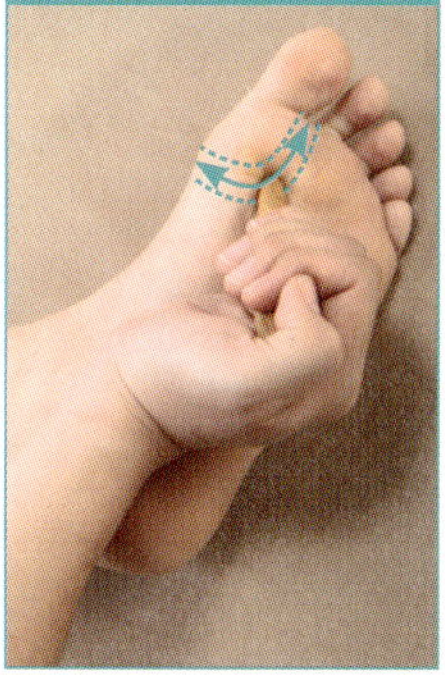

下から上、上から下へフライパンのおこげを取るように老廃物を取り除きます。親指の周りは骨と皮だけになるまでもんで下さい。親指の付け根、間も忘れずにもみましょう。

〈13〉副甲状腺

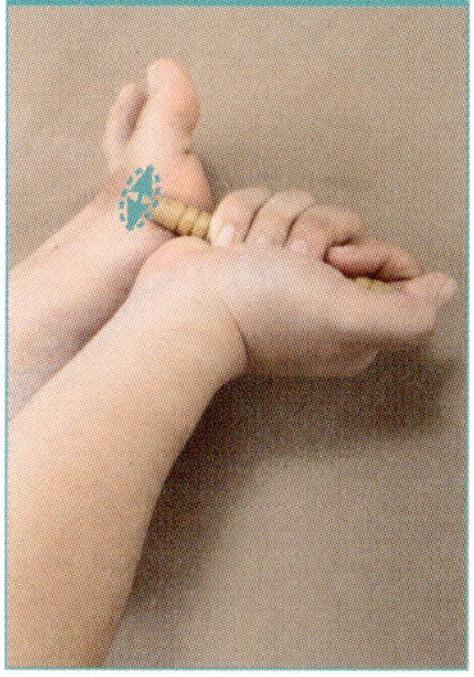

副甲状腺は外反母趾の部分にあたります。棒を横に寝かせて親指に向けて押し削っていきます。上下に削れたら、今度は棒を真っ直ぐ立てて左右に骨を削ります。

〈41〉胸部リンパ腺

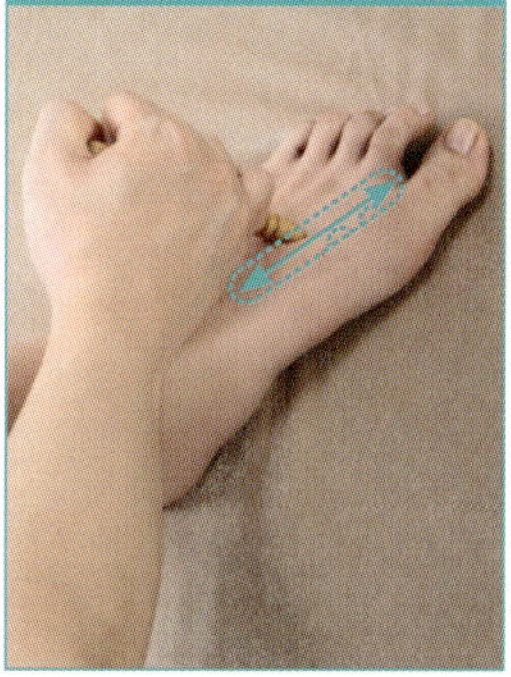

棒で上下にスライドしながら押圧し、上部で棒を止めたら力を入れ直し、骨を砕く感じで点圧します。水かきが出来るくらい、指の骨と骨の間が見えるまでしっかりもんでいきましょう。

〈48〉声帯・咽喉

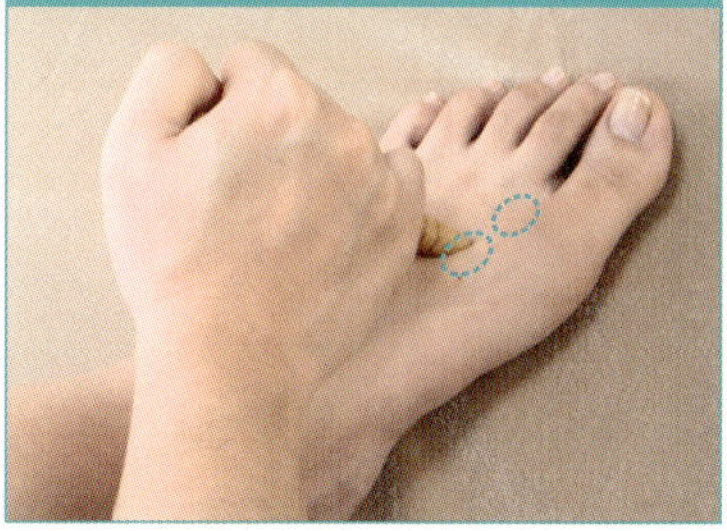

親指のつけ根の突起部をまず押し込みます。さらに親指のつけ根のツボの1センチ程足首に寄ったところのツボも点圧します。慣れてきたら棒を斜め45度に刺してみましょう。チカっとする痛みがあればツボに届いています。

〈45〉扁桃腺

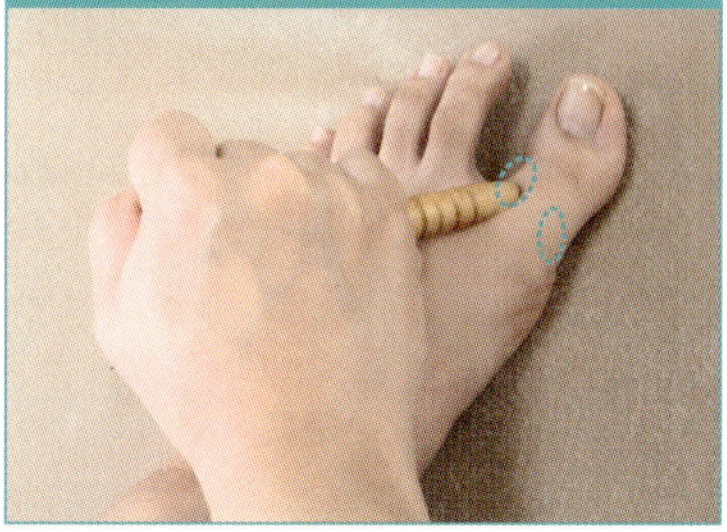

親指の基節骨のくぼんでいるところを、棒を立てて上から下へ斜め45度の角度で両サイドから点圧します。陸上のクラウチングスタートのスタイルで足の親指の裏側をしっかりと固定させて、上から下へ棒を動かしましょう。

乳がん

足もみで予防・克服が出来ます。唯一予防出来るのは足もみだと思います。乳がんの人、なりやすい人は、甲が高く、指のつけ根のところから腫れ、ひとさし指と中指、中指と薬指の間が開きにくいです。足でじゃんけんのパーが出来ない人は予備軍です。また乳がんの種を持っていると少し押しただけで全体に鋭い痛みを感じます。この痛みを全部取ってしまえば病気も同じように取り除けます。

➡ 乳がんの甲の例

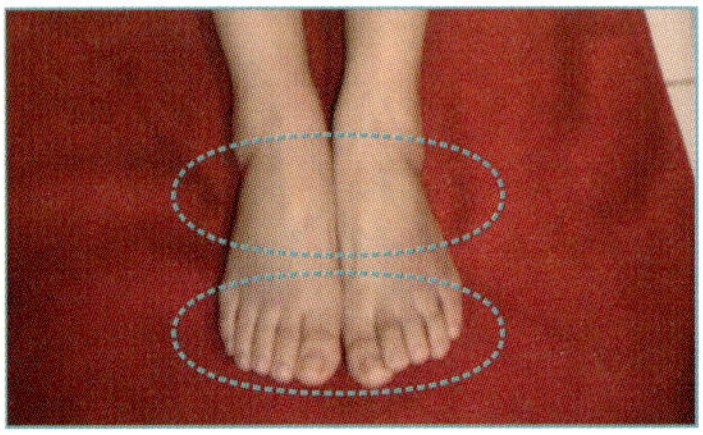

甲の高い人はいません。甲が高いと要注意です。上から見て指と指の間に隙間がない人は気をつけて下さい。

➡ 乳がんの前兆のある足の甲・足首まわり

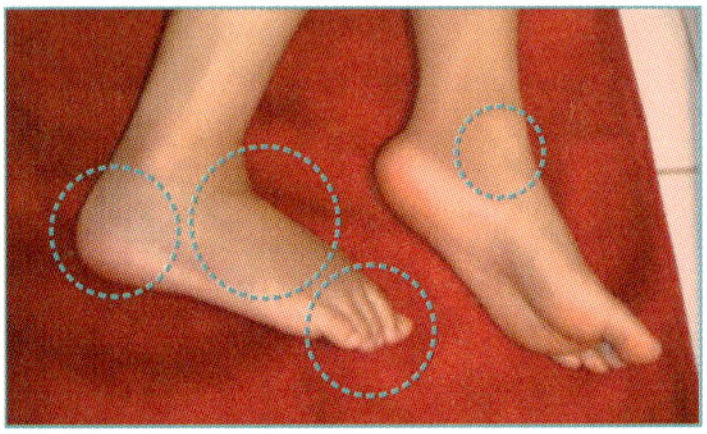

甲が高く、指のつけ根から腫れ、全体的に見ても足だけ膨らんでいます。またくるぶしが大きい、指も短いです。

➡ 乳がんの可能性を足もみで検査する方法

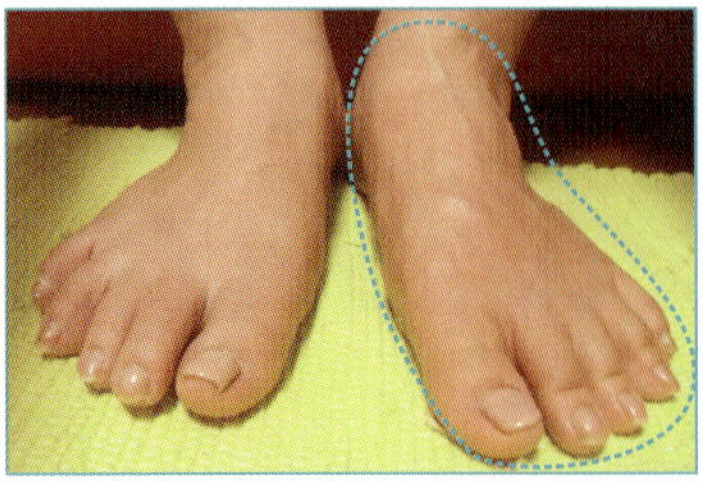

足を力いっぱいもんだあと、もんでいないほうと比べて甲が低くならない時は注意して下さい。また血管もくっきりと出て左右差が出ます。

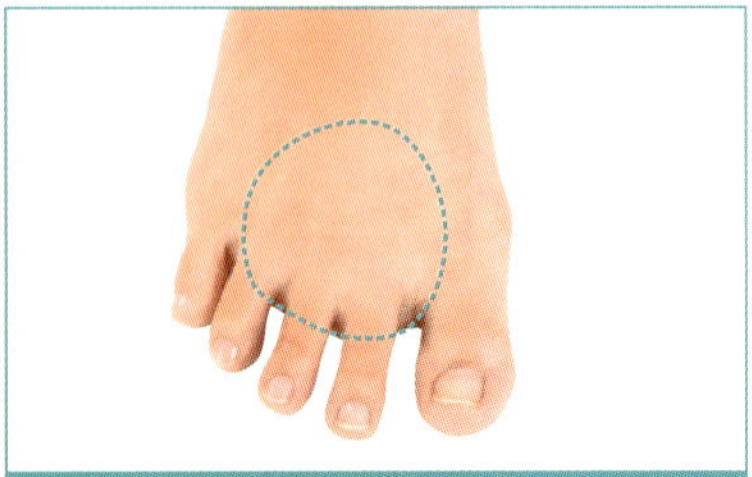

乳がんにならない健康な足

甲が低く、血管がいつも出ています。指の間はしっかり開き、足の筋が綺麗に出て、今にも泳ぎ出しそうなくらい水かきが出来ています。

乳がんを改善するには

〈43〉胸・乳房

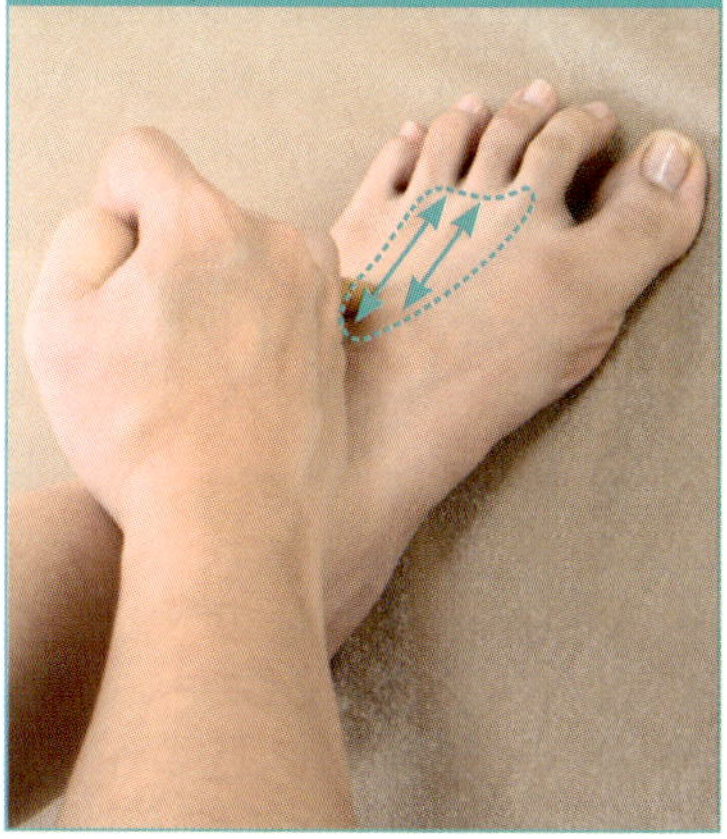

指のつけ根に棒を90度に当て、そのまま全体重をかけて足首のほうに向かって押します。真ん中の山を越えると骨に当たりますが、そのまま乗り越えます。足首までいったらつけ根のほうへ戻ります。

〈41〉胸部リンパ腺

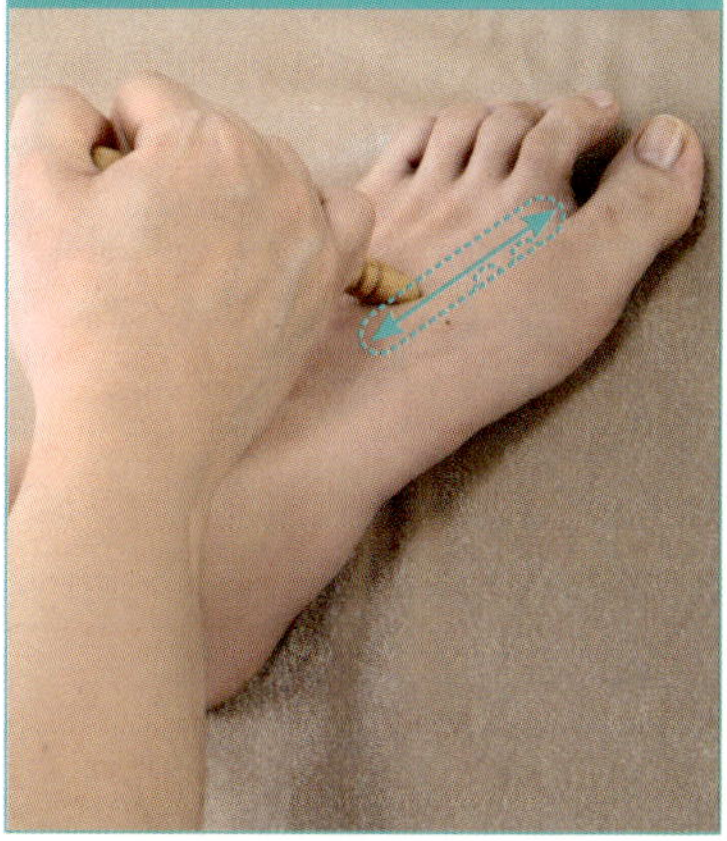

棒で上下にスライドしながら押圧し、上部で止めたら力を入れ直し、骨を砕く感じで点圧します。水かきが出来るくらい、指の骨と骨の間が見えるまでしっかりもんでいきましょう。

〈14〉肺と気管支

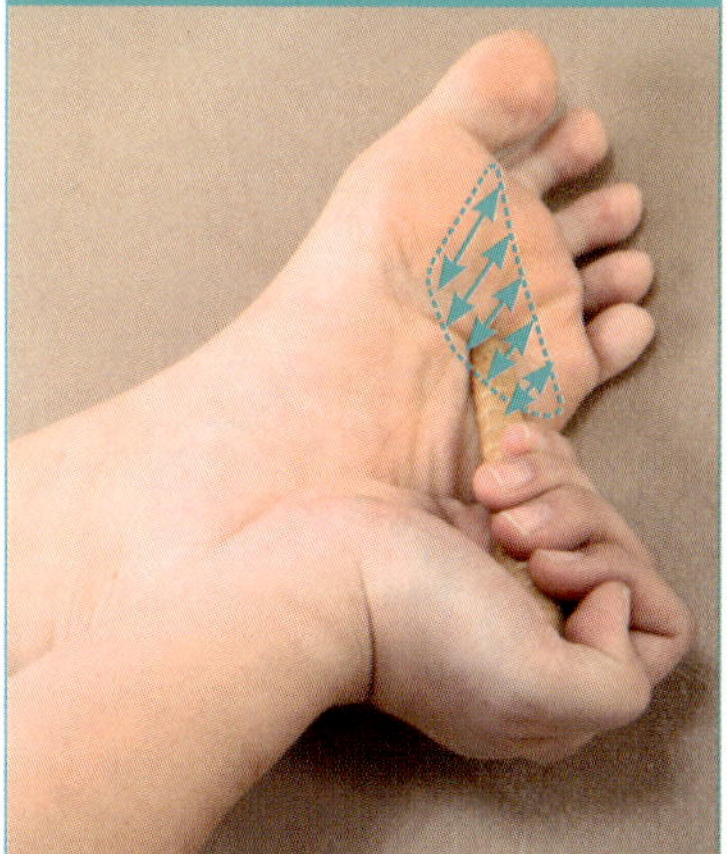

僧帽筋のツボの真下にあり、指1本ぐらいの幅で帯状に広がっています。足の甲へ貫通するくらいの気持ちで力を入れてもみます。次に、骨と骨の間を上下方向へ、この部分を通っている動脈を絞り上げるようにしごいて下さい。

前立腺がん

前立腺がん、又は疑いのある人は、老廃物が足首に詰まるため足が冷えています。また、アキレス腱が埋まりラインが見えなくなります。かかとが大きく、腫れるというよりもブヨブヨしており、皮膚がカサカサになるのも特徴。新幹線によく乗る人や硬い皮靴を履く人も要注意。新幹線は電磁波が強く、硬い皮靴でかかとを締め付け、それらが影響して精子が少なくなり不妊の男性も増えています。

➡ 前立腺の悪い足裏例

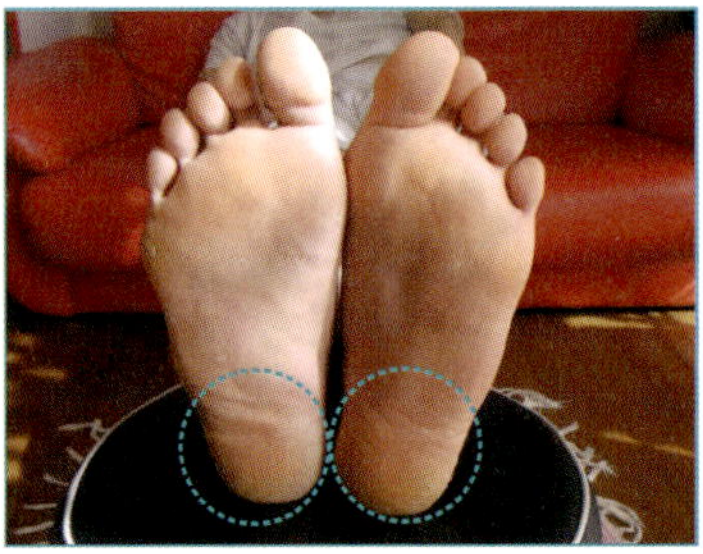

かかとが大きく、カサついています。腫れ上がるというよりも、ブヨブヨします。そしてもんだ時に、棒がはじかれる程、硬いです。

➡ 前立腺の悪いくるぶし・甲の例

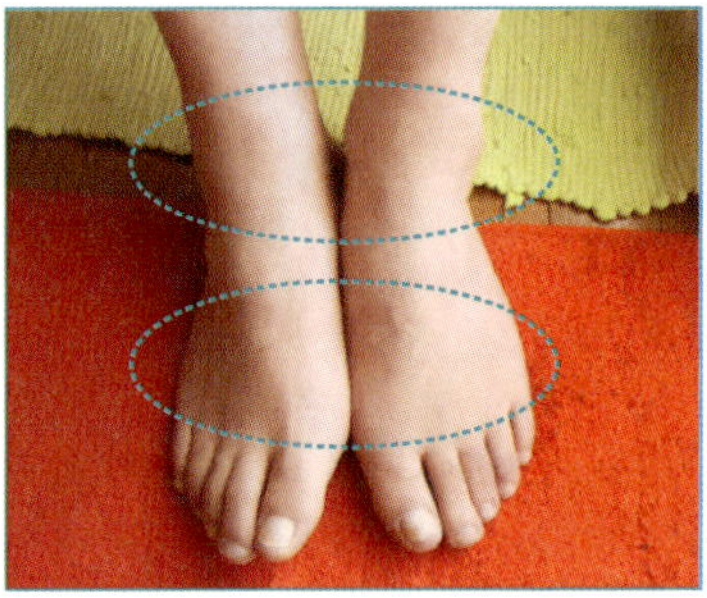

くるぶしが肉で埋まり、大きくボッテリとします。甲と指の骨の間が埋まり、腫れています。

➡ 前立腺がんになる兆候のあるかかとの例

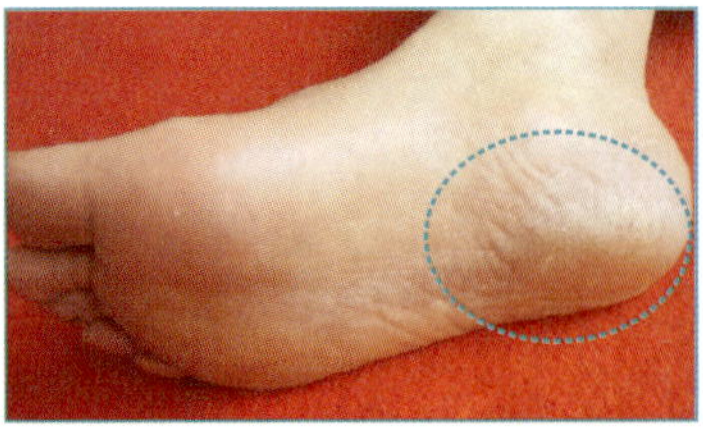

皮膚がカサカサしたり、硬い皮がつくなど、かかとの肉をつまむことが出来ない人は気をつけて下さい。

前立腺がんにならない健康な足

足首がキュッと絞まっている。うしろから見た時にアキレス腱にくっきり筋が入っており、内・外の両足のくるぶしが綺麗に出ています。

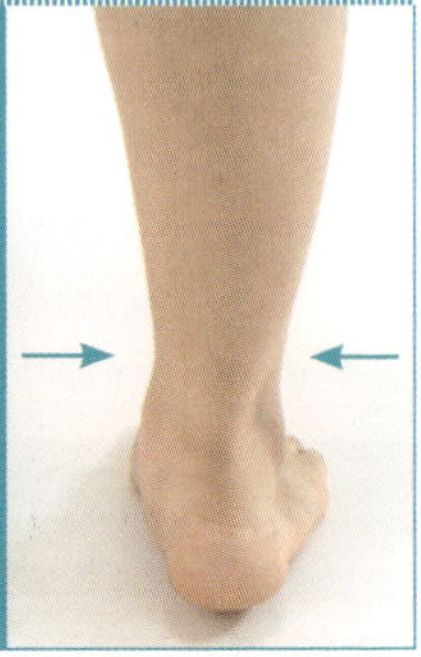

前立腺がんを改善するには

〈50〉前立腺

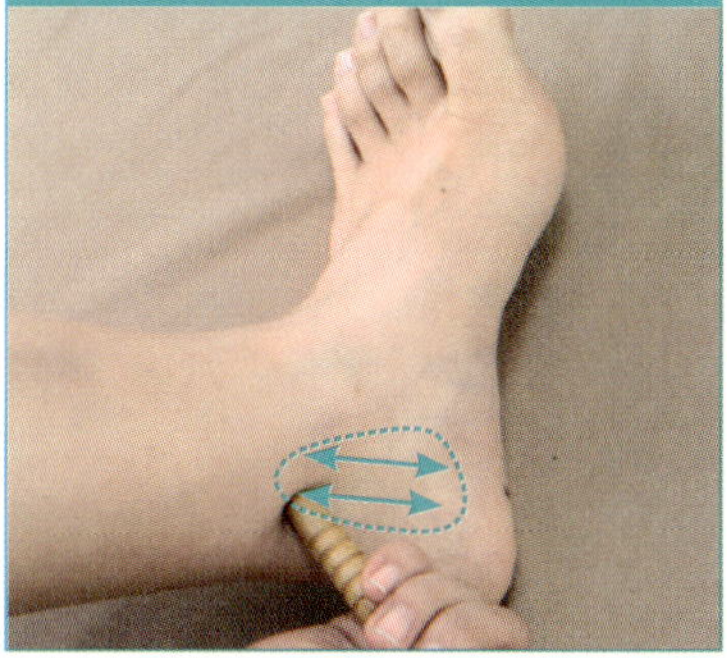

まず内くるぶしに棒をあて、上下10センチをスライドしていきます。膨らんでいるところがあれば、必ずもみ潰して下さい。この時、アキレス腱の上も忘れずにもみましょう。

〈36〉生殖腺

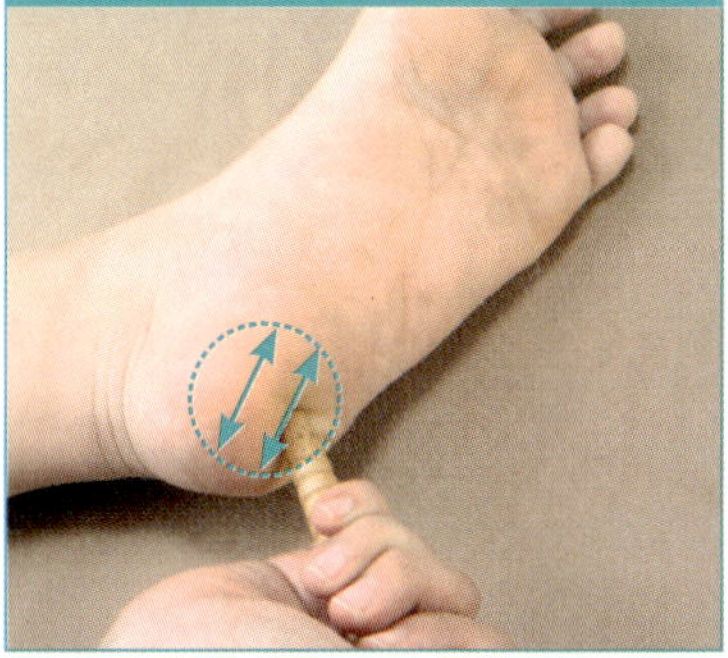

健康でも不健康な人でも石のように硬い場所ですが、かかとを小さく彫刻するつもりで、ゆっくり上下にずらしていきます。中央に向かい際に沿って棒を立てて押し上げていくと、滑りにくくもみやすいです。

〈25〉〜〈32〉腸

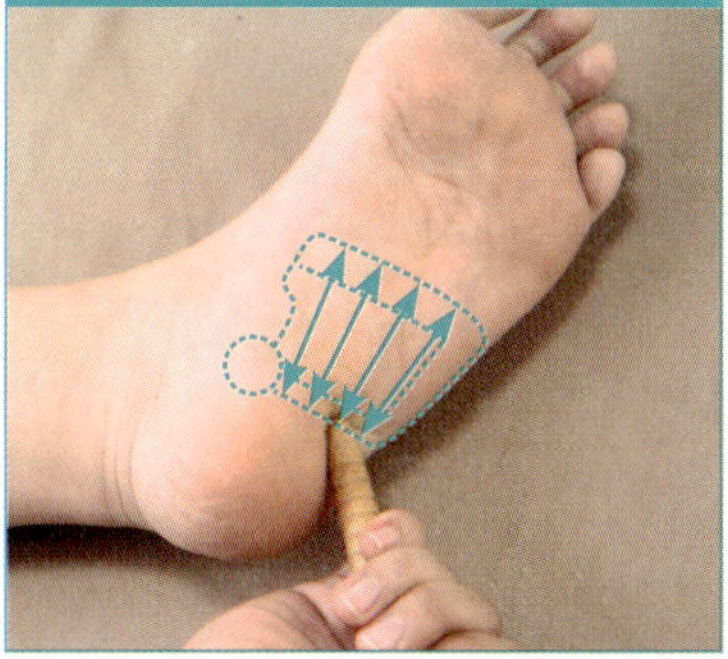

棒で腕立て伏せをするように力いっぱい、かかとから指に向けて滑り台のようにすべらせます。棒が止まったところから約5センチくらい、フライパンについたおこげを取るイメージで上下に押圧していきます。

〈44〉横隔膜

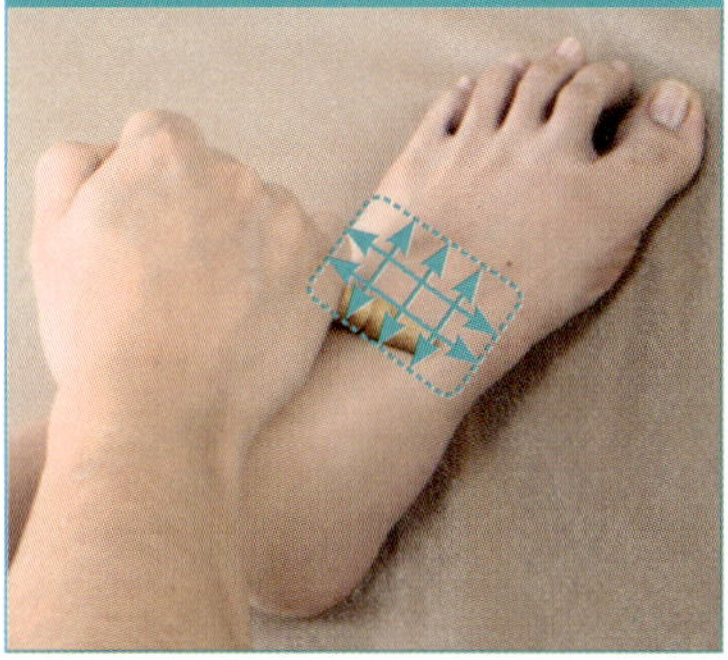

横に長いツボで、上下だけでなく左右にももみます。ゴリゴリと凄い音がしますが、その音にビックリしないでガンガンもんでいって下さい。棒で骨を砕くつもりでもんでもいいくらいです。

白血病

白血病の人は顔や足の裏が真っ黄色で、午前中（特に朝が弱く）は力が全然出ず、お昼に向かって顔色もだんだん赤みがさして元気になってきます。これは綺麗な血液を作ることが出来ず、汚れた血液が体中を巡っているため、疲れがなかなか取れないからです。よくみかんなどを食べて「黄色いのかな？」とか言う人がいますが、みかんにそんな力はありません。手足が黄色くなった時は、身体に不調があるサインです。

➡ 白血病の足裏の例

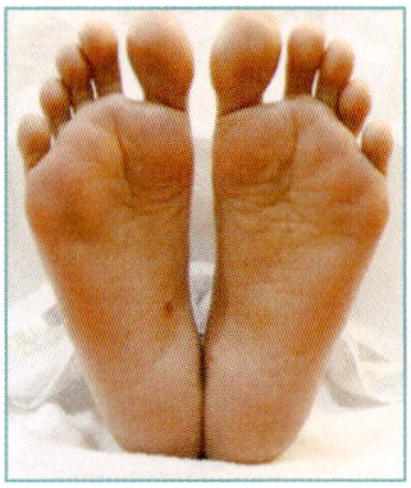

一見健康な足に見えますが、もんだら全体が硬く鉄板が入っているかのようです。よって、もみ始めは痛みを感じにくいです。

➡ 白血病の足裏の色

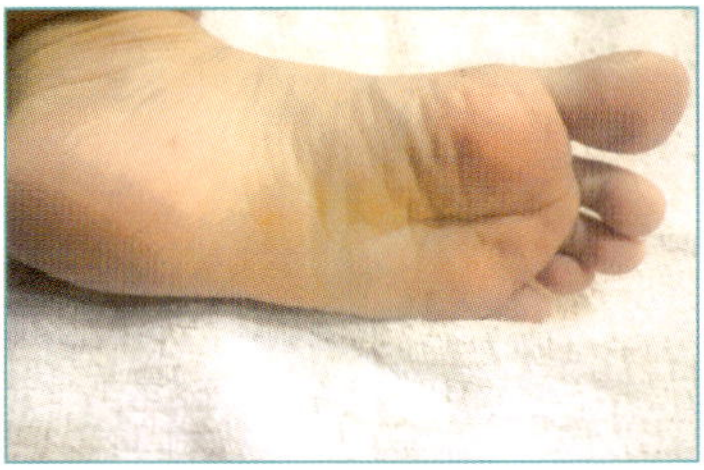

足裏が全体的に黄色く、もみ終えたあとも黄色もしくはオレンジ色です。白湯を飲んでも色が変わらない場合はすぐに病院で検査して下さい。足もみは早い時期から判断出来ます。

➡ 脾臓のツボにタコが出来る

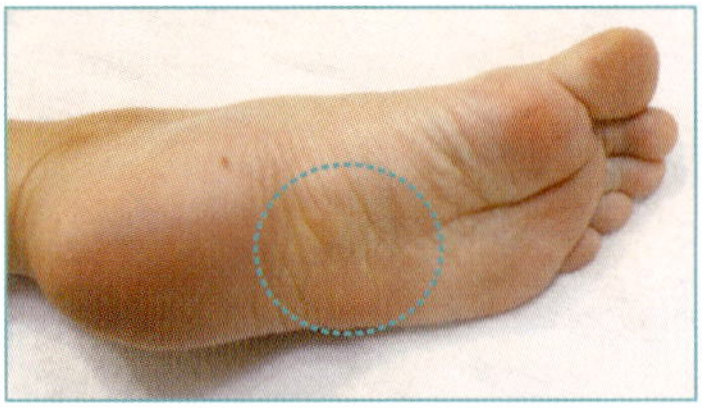

特に硬くなるのが脾臓のツボ。あまりにも硬く、もんでいると表面をこすり、もみタコが出来てしまいます。表面ではなく内をもむように心がけましょう。

白血病にならない足

足が綺麗な赤～ピンク色です。足裏が柔らかく、また触ると弾力感がある。土踏まずは見た目も綺麗なアーチになっています。

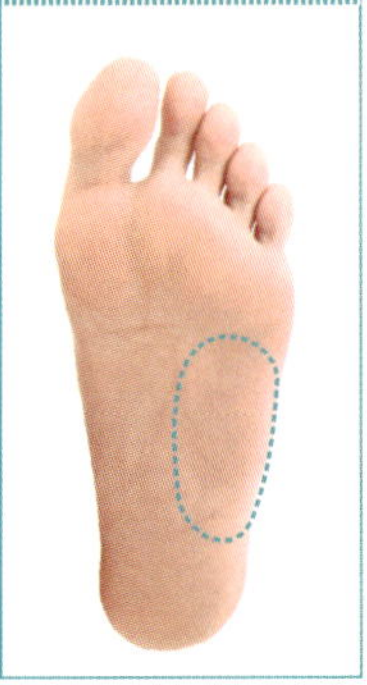

白血病を改善するには

〈15〉胃

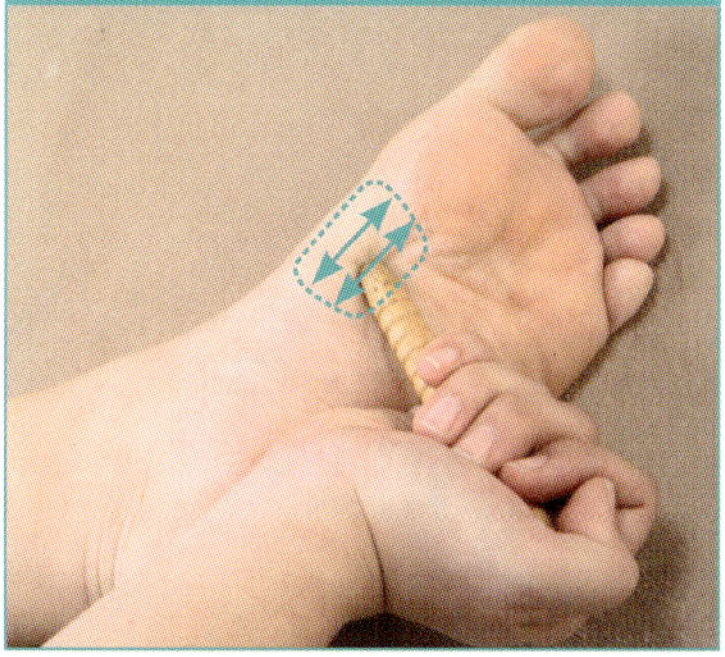

甲状腺の真下が胃のツボ。甲状腺の山からすとんと落ちたところで、自分の親指を横向きにした大きさと同じです。この部分に棒を真っ直ぐ突き刺します。穴のようになっているので、棒で中をかき出すようにもんでいきます。

〈34〉脾臓（左足のみ）

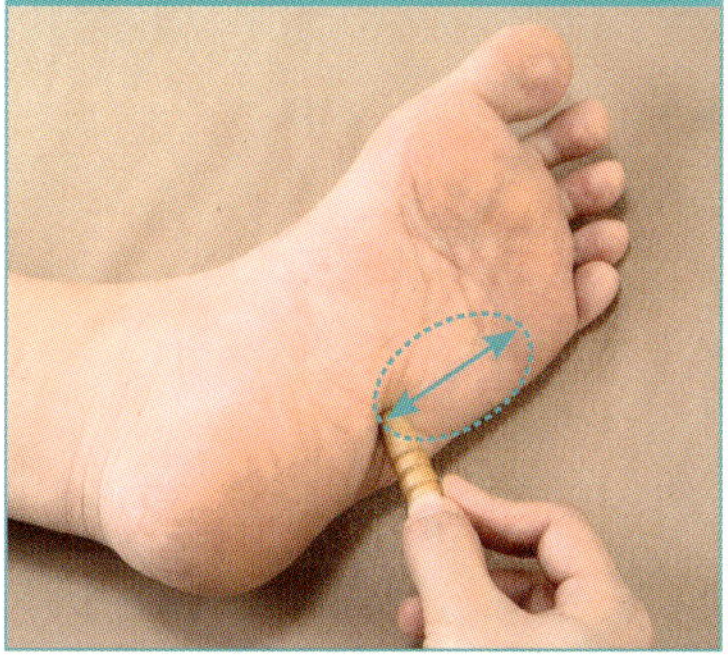

中足骨の真ん中から下の部位にあるツボを、下から上に向けて、棒をゆっくり深く突き当てていきます。もう一方の手で、足の中央に谷間が出来るくらい固定して、力と力をぶつけ合うようにもんでいきます。

〈13〉副甲状腺

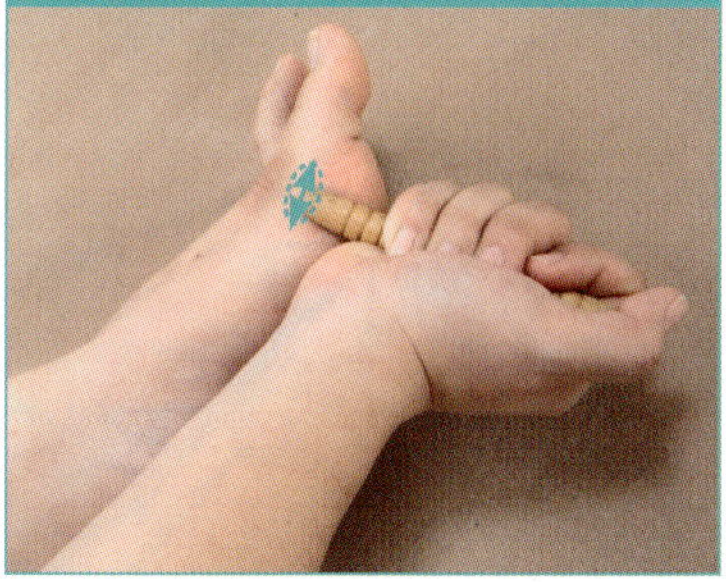

外反母趾の部分にあたります。棒を横に寝かせて親指に向けて押し削っていきます。上下に削れたら、今度は棒を真っ直ぐ立てて左右に骨を削ります。外反母趾に見えますが、骨の変形ではなく、全て老廃物です。

〈18〉肝臓

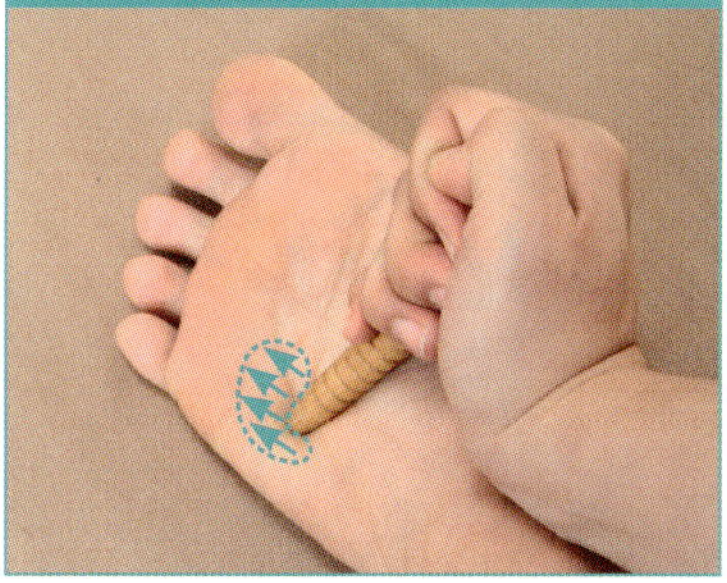

肝臓のツボは右足のみにあります。ほぼ心臓と同じ場所（右足と左足の違い）にあり、範囲は心臓より一回り大きいです。深いところにあるので、棒を真っ直ぐ突き刺し、上に向かって押し上げ、穴をあけるつもりでグイグイもんで下さい。

COLUMN

おすすめグッズ *02

メノウラヴ

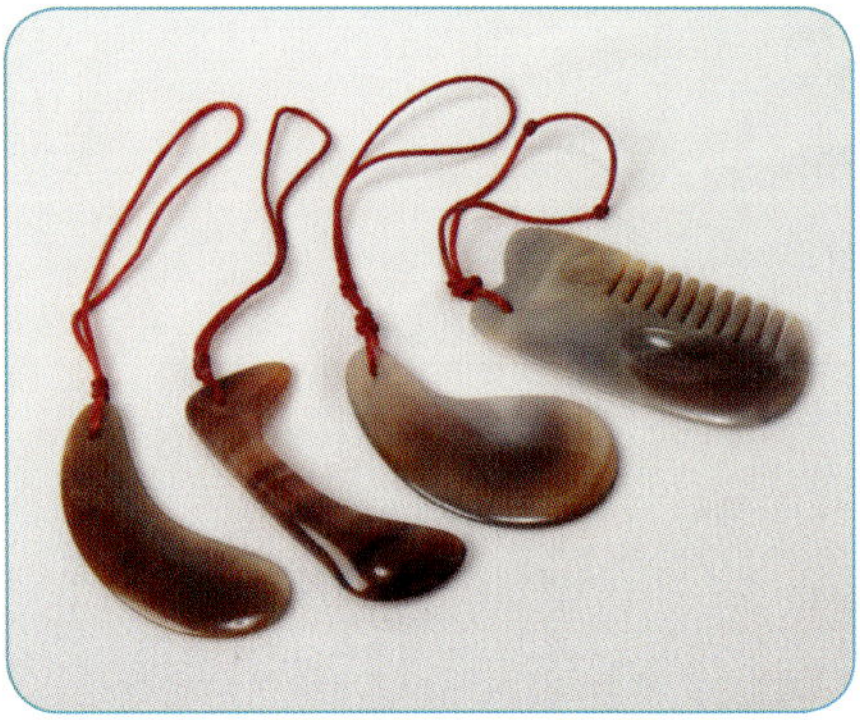

メノウラヴ　3,000円～（Ohana）

足と同様、顔にもツボがあるのはご存知ですか？　これはOhana式になりますが、足のツボに基づいて顔（頭）のツボに辿りつき、更に効果を高めるために顔と身体のツボもマッサージしています。

顔も足と同様で変化があり、しみ、しわ、吹き出物、クマなどで弱っているところがわかります。まずは下のイラストと照らし合わせてみましょう。

眉の間のしわは肺や心臓機能の低下、目の下のクマは腎臓機能が低下、お婆ちゃんになると口周りが梅干しのようになるのは子宮を使わなくなるからです。納得しませんか？

顔の老廃物を流す方法は数々ありますが、Ohanaがおすすめするグッズは天然石の「メノウ」です。

皮膚に対して90度に当て、頭や顔の老廃物を取り除いていくと、肌にはりを与え、つやも出てきます。また、足裏とあわせて行なうことで、様々な症状をよりよく保つことが出来ます。

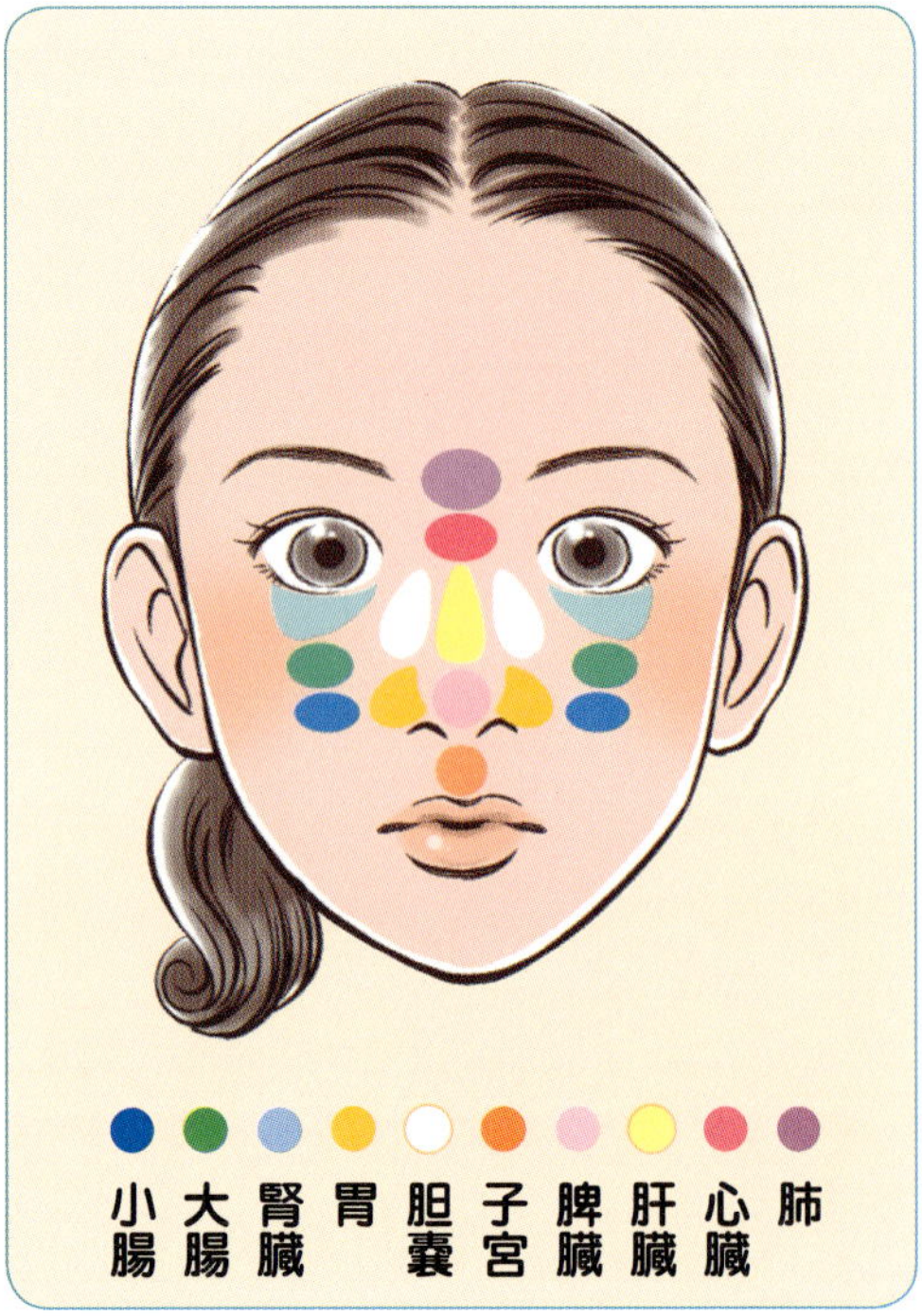

第5章 婦人科系の不調を改善しよう!

女性器官の病気は基本ゾーンである
〈21〉副腎〈22〉腎臓〈23〉輸尿管〈24〉膀胱〈51〉尿道は必ず行って下さい。
また、常に冷えない、むくまない、血液の循環をよくする
〈39〉〈40〉〈41〉のリンパ関係をしっかりもみましょう。
女性の永遠の美を作り出す〈4〉脳下垂体は、
臓器にいい悪いに関係なく女性であれば必ずもんで損のないツボです。

不妊治療100％の実績
～自分の手で子どもを授かることが出来るのです～

現在、不妊治療に通う女性が増えています。専門の病院へ行き、ホルモン剤などの投与を受け、何年も授からずに苦しんでいる方がたくさんサロンにやってきます。みなさん、こぞってお金をかけただけ。そして「ただただ疲れた…」と仰います。足を見てみると、冷えてふくらはぎは硬く、顔色が悪いのが特徴。そうです、大概の人が冷え症になっているのです。そんな中、冷えをなくすために継続した足もみが妊娠への近道なのではないだろうかと考え、スクールを開始しました。するとどうでしょう、妊娠を望んでいた3人が3人とも妊娠したのです。長年の不妊治療の末の人もいました。その後も続々と妊娠の報告を受け、現在100％の実績を誇っています。

足もみを続けることで、❶ストレスがなくなる。❷体が温まるので早寝早起きになる。❸自分で足をもんだ努力は自分に返ってくる。❹ふかふかで温かい子宮になり、赤ちゃんが来てもよい身体になる。みなさんはふかふかで温かいベッドと冷たくて心地悪いベッド、どちらがよいですか？　もちろん前者ですよね。そして、❺足をもむという手間を続けることによって、ママになる準備が出来る。妊娠へのプロセスはたったこれだけ。身体の中をケアせずに、ただ赤ちゃんを待つより、綺麗な身体で赤ちゃんが来てもらえるように待つほうがどれだけ素晴らしいことか。ママになる準備は妊娠前から始まっているのです。

お客さんの不妊治療を見ていると、お金を使うことで安心している気もします。Ｏｈａｎａでは、子どもを授かることとはお金を使わないことです。例えば、無農薬野菜がいい例です。無農薬とは農薬代がかかりません。手間はかかるけどお金がかからない野菜ということです。そうした野菜のほうがいいのは当然です。またデトックスも、豪華なホテルに泊まり栄養士などをつけて正しい断食療法を十数万円かけて行なうシステムもありますが、実家に帰り、実家の近くのお寺で手を合わせながら自分でやるのがそもそもの断食。断食も精神力です。健康を作るのはお金や他人ではありません。自分なのです。

Ohana体験者の声

CASE 3

3年の不妊治療で出来なかったのが、4カ月の足もみで妊娠

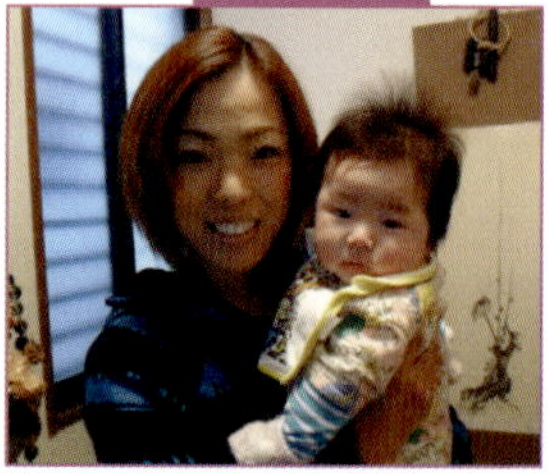

愛知県在住
沢戸美佳　元看護士（31歳）

結婚後妊娠は自然に任せていたのですが、3年が経ち婦人科を受診したら、排卵に問題があることがわかりました。エコーで卵巣を診ると多嚢胞性卵巣と診断され、排卵誘発剤を勧められて飲み始めたのですがそれでも出来ず、不妊治療に力を入れている病院に変わりました。検査の結果夫は全く問題無かったのですが、私の子宮内膜が薬の飲み過ぎで2ミリ程に…。そのため、別の誘発剤に変え、タイミング法、抗精子抗体の検査、凄く痛かった造影剤など沢山の検査をしましたが授からず、いつしか友達のおめでた報告も心から喜べなくなっていました。

そんな時、妊娠100％の実績の足もみがあると聞き早速行くことに。愛沙先生に「まずは薬を止めて足もみで毒を出して」と色々と厳しい指導を頂くと同時に、「私が責任持って妊娠させてあげるから！」仰って頂き、足もみの資格を取得出来るスクールのほか、週に1度先生にもんで頂くことになりました。最初は想像を絶する痛みで、涙を流し悲鳴を上げてのたうち回りましたが、始めてから4カ月後、もまれても痛くない綺麗な足になり、生理も排卵も正常に。それから約1週間後、なんと妊娠がわかり、昨年の10月に3376グラムの元気な男の子を出産しました。これはやらなきゃ本当に損です！

CASE 4

卵管摘出、不妊治療の末出産しました！

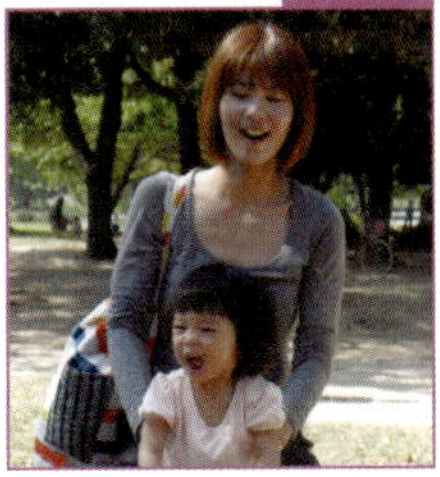

愛知県在住
福田暢子　サロン経営（35歳）

私が初めて妊娠したのは3年前。しかし妊娠検査薬でチェックしている時点で出血があり、受診と共に即入院。子宮外妊娠と診断され、そのまま右の卵管を切除しました。

元々看護師をしており、夜勤などの影響かホルモンバランスが悪く生理周期は不規則でした。結婚後も生理周期は戻らず排卵していても基礎体温はバラバラ。そんな中での妊娠で喜びが大きかったぶん、手術後のショックは大きく、ついに生理が来なくなるまで精神的、肉体的に参ってしまいました。

婦人科治療を続けましたが改善されず、ストレスはピークに。そしてコリン性蕁麻疹という根治が難しい病気も併発。そんな時に「足もみを真剣にやってみたら？」と誘われ始めてみました。

何がなんでも治そうと朝はコーヒーを飲みながらローラーをかけ、夜は棒で足裏からふくらはぎをもみ、週1回プロにお願いしました。毎日続けるうち、味覚が変わって和食を好むようになり、知らぬ間に体重は3キロ減。気持ちが前向きになり、3カ月経った頃には、プロの足もみが気持ちいいまでになりました。それから1週間後に2度目の妊娠が判明。無事に出産しコリン性蕁麻疹も治りました。現在、我が子も元気に育ち、足もみで最高の幸せを手に入れることが出来ました。

卵管が1本ない、精子が足りない、子宮筋腫でも妊娠出来る！

～ただし、ヒールの靴はお預け～

月に1度生理の時にＯｈａｎａで足をもみながら施術指導を聞き、また1カ月間毎日自分でもむ。そんな地道な努力を続ければ、必ず妊娠することが出来ます。医療的数値がないため、この嘘のような本当の話を信じられないかもしれませんが、この本を手に取って頂いたひとりでも多くの方に試して頂きたいと思っています。

もうひとつ声を大にして言いたいことは、不妊改善の鍵は「靴」にもあります。ヒールを履くと重心が足先に移り、前傾姿勢になります。すると腰だけでなく、常に子宮のツボが圧迫され、血液の流れを押さえつけてしまいます。子宮の中は冷え、不妊の大きな原因となります。ヒールにより子宮が変形してしまえば、これはもう悲劇。子供が出来にくくなるのは当然のことです。

おしゃれに熱中し、大切な母体を損うとしたら、これは一個人の問題でなく社会全体の悲劇ではないでしょうか？　靴だけでも不妊改善になると私は訴えています。つま先の広い履き物に変えるだけでも体質に変化が現れるので、嘘だと思って試してみて下さい。

婦人科系で悩んだら、まずここをもみましょう

〈21〉副腎　〈22〉腎臓　〈23〉輸尿管

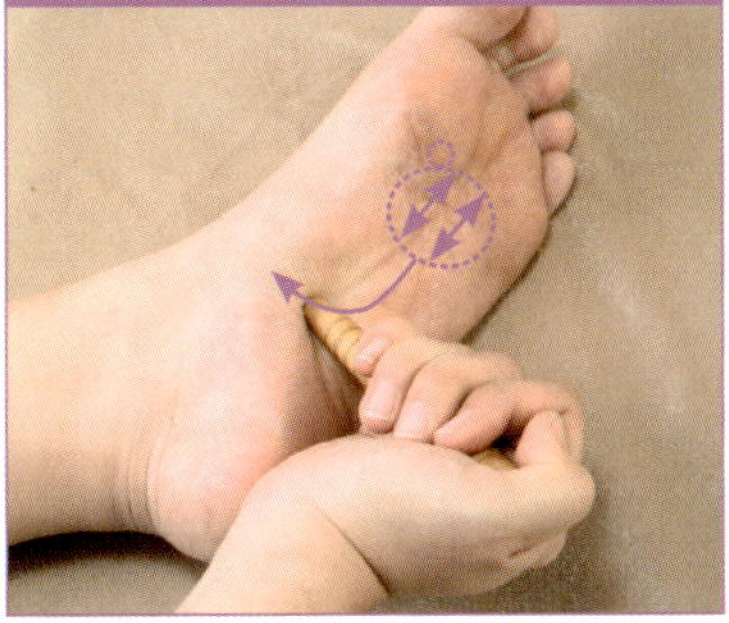

腎臓は薬指の中足骨の間にある直径4センチの範囲です。棒で痛いくらいにもみましょう。輸尿管は腎臓から膀胱までを結ぶライン上です。棒を用いて深くゆっくり滑らせながら、強くもんでいって下さい。

〈24〉膀胱　〈51〉尿道・膣・陰茎

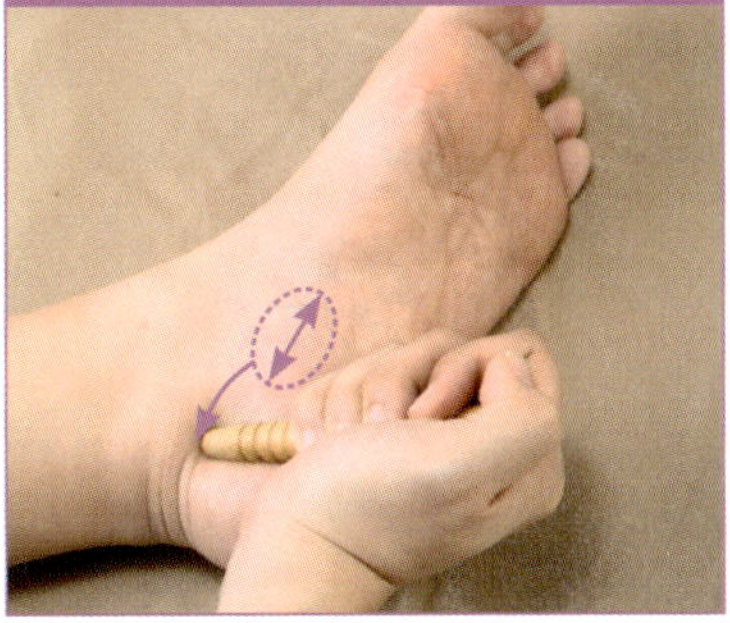

膀胱のツボは足裏の内側のかかとより少し上の膨れているところ。棒で膨れを潰すようにもんでいきます。尿道は膀胱から内側のくるぶしの骨のうしろ側までゆっくりスライドさせながら押圧していきましょう。

〈39〉上半身リンパ腺　〈40〉下半身リンパ腺

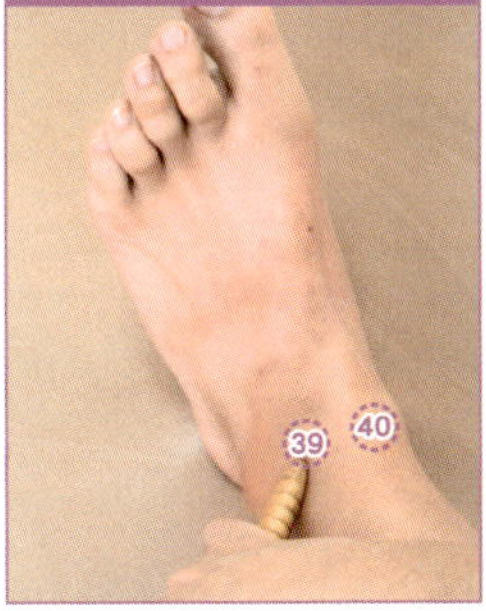

外側は上半身、内側は下半身のくるぶしのくぼみにあるツボを、深く点圧します。形が綺麗に出るよう、彫刻刀で木を削る要領でもんでいきましょう。

〈41〉胸部リンパ腺

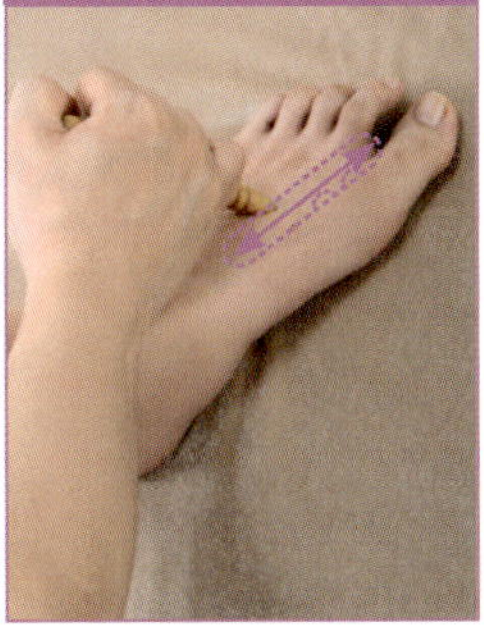

上下にスライドしながら押圧し、上部で棒を止めたら力を入れ直し、骨を砕く感じで点圧します。水かきが出来るくらい、指の骨と骨の間が見えるまでしっかりもんでいきましょう。

〈4〉脳下垂体

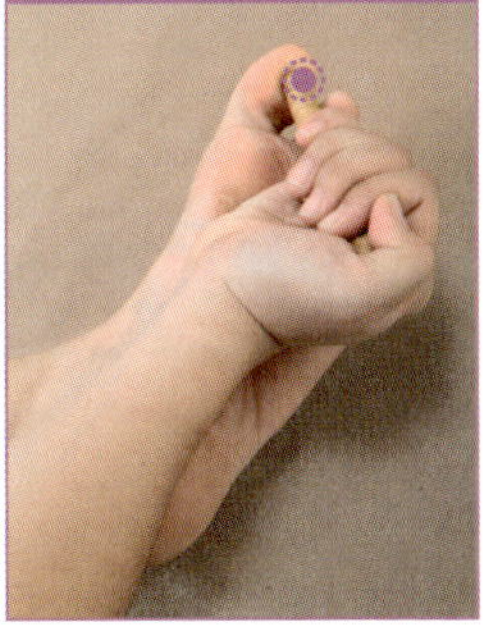

滑らせてもむのではなく、突いて押すとチカッとする痛みがします。親指の中央内部分にあるツボを、爪に貫通させる角度で、棒の頭を使って下から突き上げるように点圧しましょう。

生理の量が減ってきた
～楽になったと喜んではいけません～

最近、生理が2～3日程で終わるという人がたくさんいます。「早く終わって楽」とか「歳だから減ってきた」など、呑気なことを言っていてはいけません。生理は女性が月に1度、身体の中にある不純物（老廃物）を出せるチャンスなのです。その期間が短いということは、老廃物を溜め込むだけ。溜まるということは石になり、やがて腫瘍になることも考えられます。石があれば血液の流れを阻害され、冷えるのは当たり前。冷えれば不妊症へも繋がるのです。生理の量は年齢を重ねるとともに増えていかなければいけません。

排泄とは、〝尿、大便、呼吸、生理〟です。生理は女性だけのもの。女性は男性より排泄がひとつ多いから、長生きするとも言われているのです。死ぬまであるのが理想だと考えて下さい。

足をもんでいたら、終わったと思っていた生理が60歳で復活したお客さんもいました。本昔は年配の方でも生理はあったのに、早く終わってしまうのはおかしなこと。いつまでも女性らしく綺麗で若々しくいるためには、生理でたくさんの老廃物を出し続けることが大事なのです。

生理は自分の手で、手動でどんどん出そう

足もみを行なうことで、生理の期間を延ばすことも、量をたくさん排泄することも出来ます。生理中はトイレで血液の量をしっかり確認して下さい。少ない場合は洋式トイレに座ったまま、膝の両内側を痛いくらいに拳の第2関節を使ってもんで下さい。こんなに簡単に手動で血がたくさん出るなんて…と驚く人がたくさんいます。合言葉は“生理の老廃物は手動で出そう”です。

膝内・裏側全体を万遍なくもむ

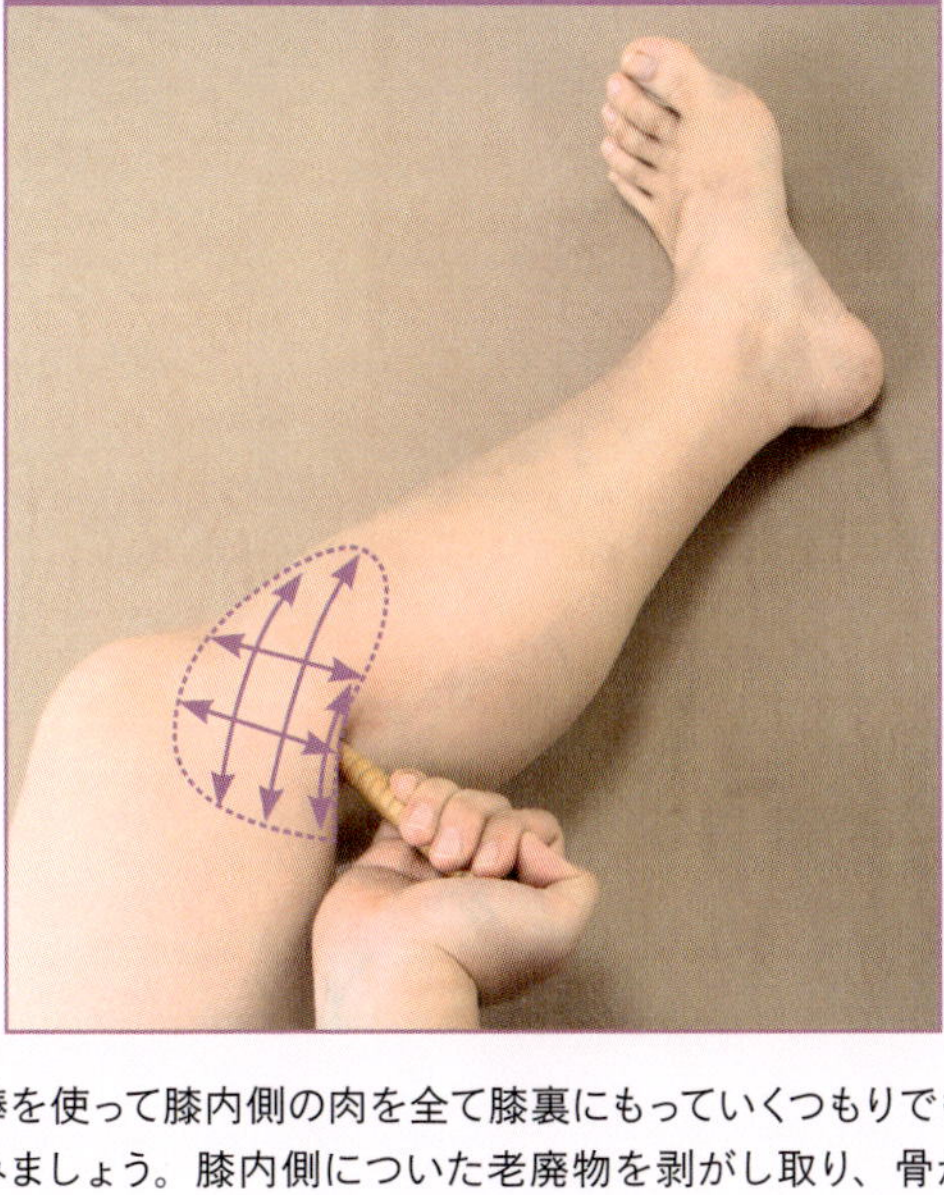

棒を使って膝内側の肉を全て膝裏にもっていくつもりでもみましょう。膝内側についた老廃物を剥がし取り、骨が触れるようになるまでもみ込むのがコツ。トイレ内では手の拳で構いません。ゴリゴリと痛いくらいにもんで下さい。

生理痛・生理不順

生理痛・不順の人は痩せていても、膝の内側に肉がつき膝の皿が大きくなっています。生理時にお腹に鈍痛を感じる人は、血の固まりが詰まっている証拠です。生理痛・不順をそのままにしておくと、子宮筋腫や不妊症などを引き起こします。年齢とともに出血量が増えるのが理想。ピルで生理痛を押さえるなんてことは御法度！毎月同じ日にちに、量もたくさん出せることが、健康と美の秘訣です！

➡ 生理痛のあるかかと例

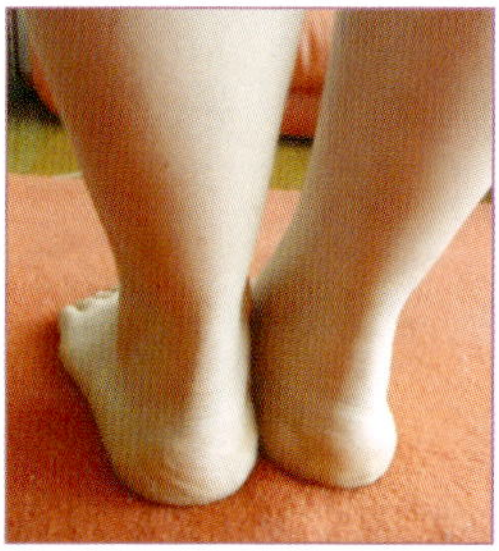

かかとが足首より外側に出て大きい。アキレス腱がクッキリしていない。

➡ 生理痛のある膝の内側

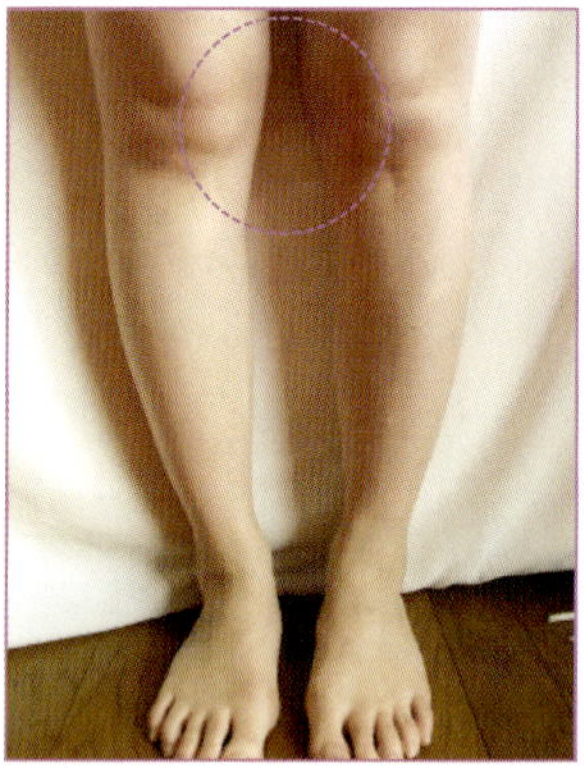

足は細いのに膝だけが大きい。膝の内側に肉＝老廃物がついて、腫れているように見えます。

➡ 生理痛のある足首

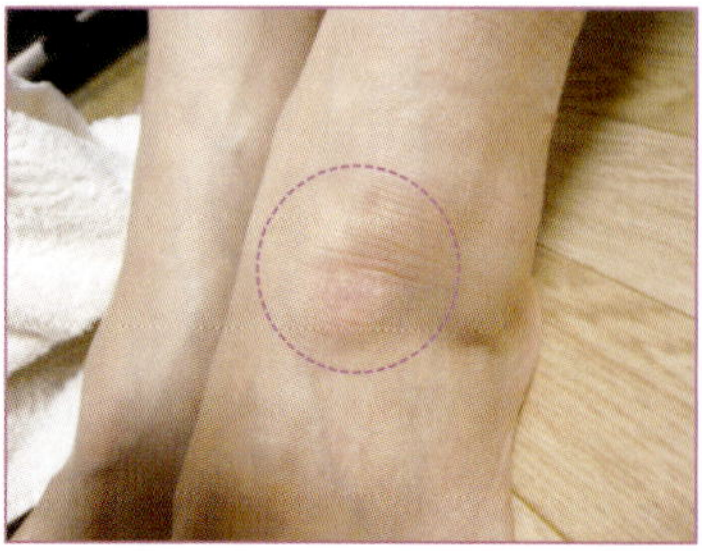

内・外くるぶしに、第2のくるぶしのような膨らみがある。これはタコではなく老廃物です。

生理痛のない膝の内側

膝内側の骨が触れる。膝皿が小さい。（参考までにモデルは153センチ・65キロです）

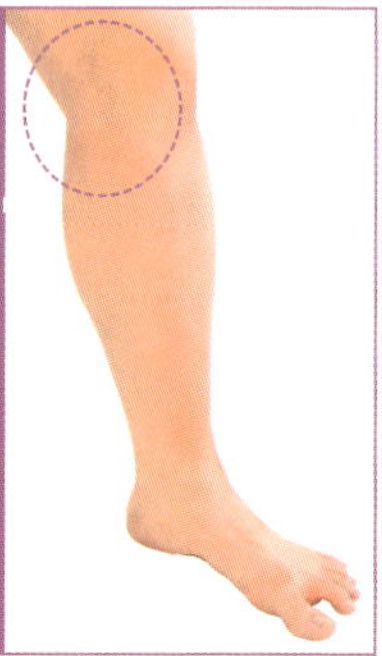

生理痛・生理不順を改善するには

〈12〉甲状腺

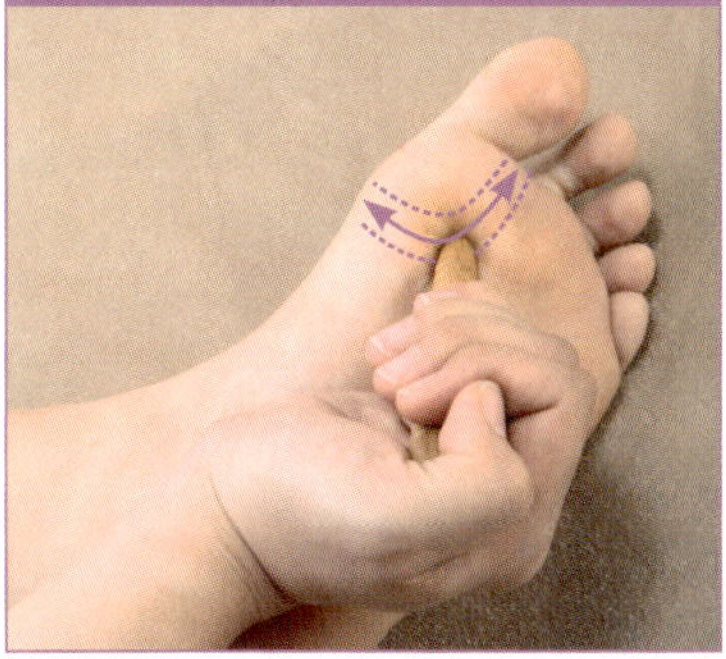

下から上、上から下へフライパンのおこげを取るように老廃物を取り除きます。親指の周りは骨と皮だけになるまでもんで下さい。親指の付け根、間も忘れずにもみましょう。

〈37〉腓骨筋・下腹部

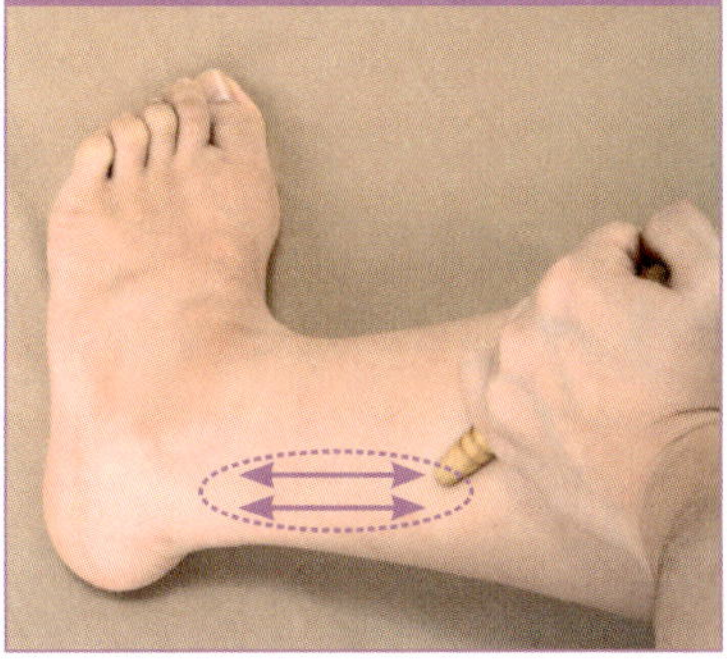

外くるぶしの骨から膝にかけて10〜15センチ程のところを90度の角度で押圧していくと、すぐに柔らかくなります。骨ごと押し上げるように、棒を持っている腕の肘を伸ばすようにもむとより深くもめます。

〈50〉子宮

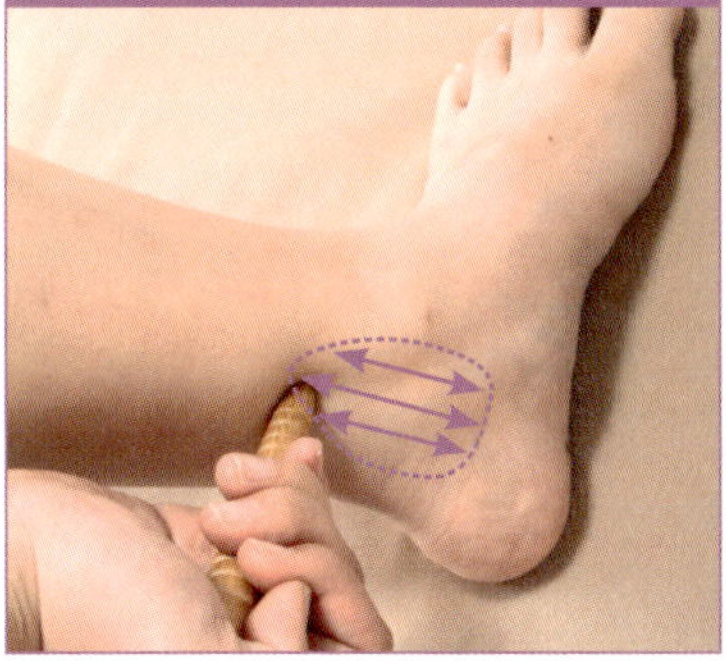

内くるぶしの骨に棒を真っ直ぐに当て、上下に10センチスライドします。子宮が弱い人は内くるぶし側に第2のくるぶしのような膨らみがあるので、絶対にもみ潰すこと。

膝内側全体を万遍なくもむ

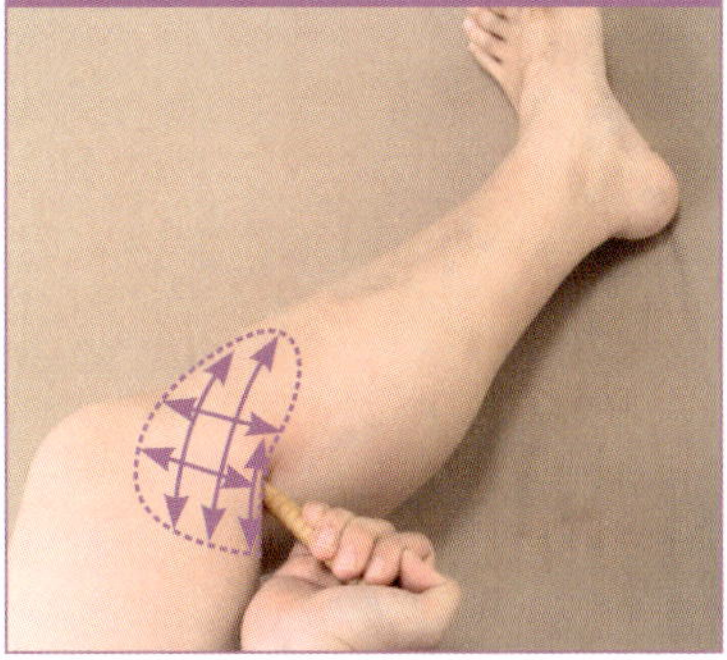

棒を使って膝内側の肉を全部、膝裏にもっていくつもりでもむ。膝内側についた老廃物を剥がし取り、骨が触れるようになるまでもみ込むこと！

不妊症

不妊症は必ずと言っていい程、足裏に前兆が見られます。まず第一に冷えを感じ、次第に足首もどんどん太くなります。また、うしろから見た時のアキレス腱も重要です。アキレス腱が綺麗だと子宮内も綺麗ですが、くるぶしの近くに腫れや膨らみがあれば、子宮内が冷えて硬いということになります。ようは、冷えが大敵です。足をもむと一番始めに冷えは治ります。だから不妊は治りやすいということです。

➡ 不妊の足首例

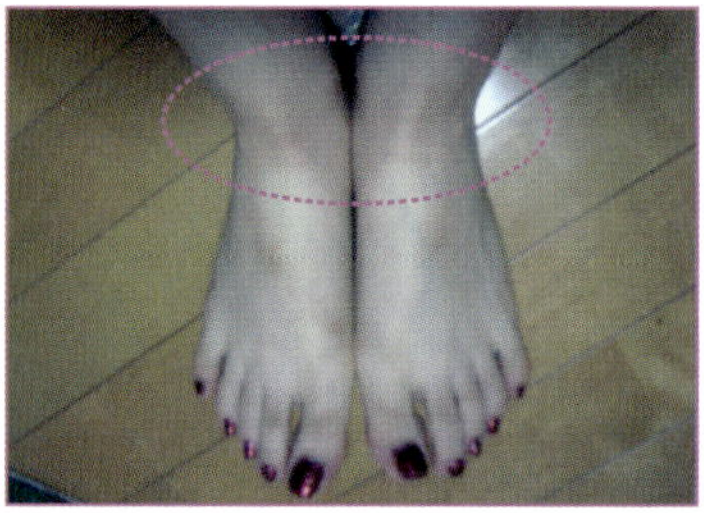

くるぶしが出ていない。足首から急に太くなります。また、甲が高いのも特徴です。

➡ 妊娠しづらい足裏例

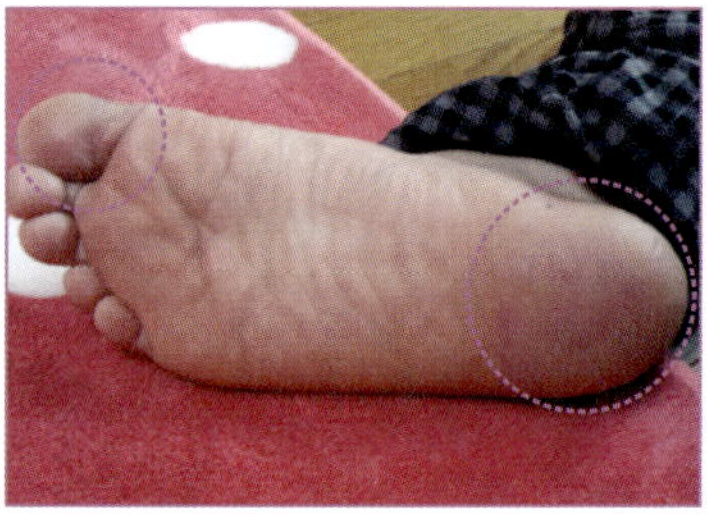

かかとが大きい。かかと周りがカサカサしています。親指が大きく、ひとさし指に傾いています。

➡ 不妊になりやすい足首例

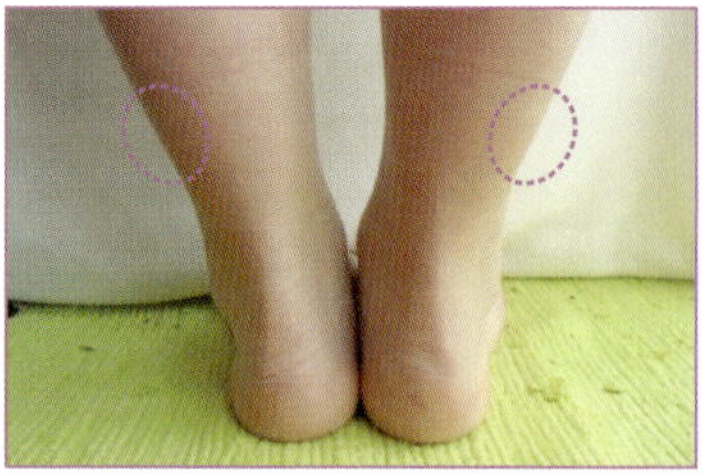

アキレス腱が埋まり、そして短い。かかとが大きく、うしろから見てくるぶし上10センチに腫れがあり、そこの場所から足が急に太くなっています。

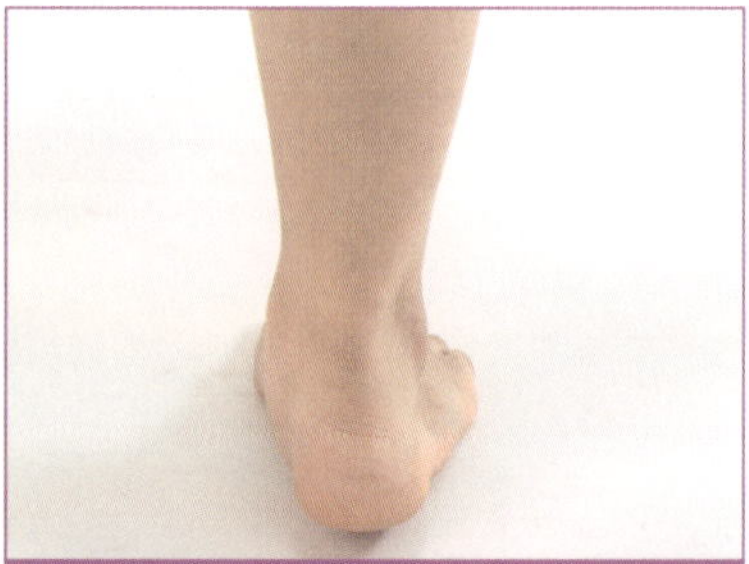

妊娠しやすい足裏

足首が細く、かかとが小さい。アキレス腱はくっきり出ていて長い。常に赤〜ピンク色の足裏です。

不妊症を改善するには

〈36〉生殖腺

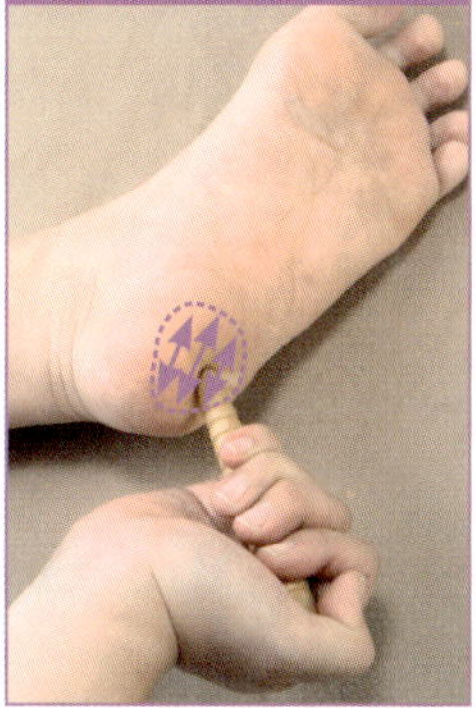

石のように硬い場所ですが、かかとを小さく彫刻するつもりで、ゆっくり上下にずらしていきます。中央に向かい際に沿って棒を立てて押し上げていくと、滑りにくくもみやすいです。

〈4〉脳下垂体

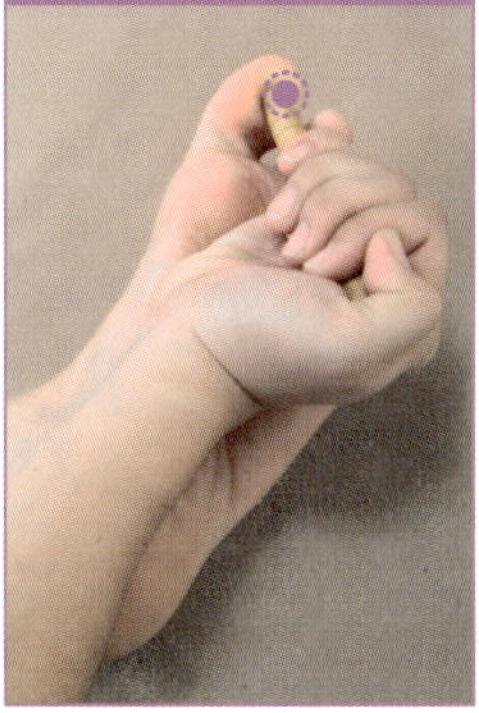

滑らせてもむのではなく、突いて押すとチカッとする痛みがします。親指の中央部分にあるツボを、爪に貫通させる角度で、棒の頭を使って下から突き上げるように点圧しましょう。

〈50〉子宮

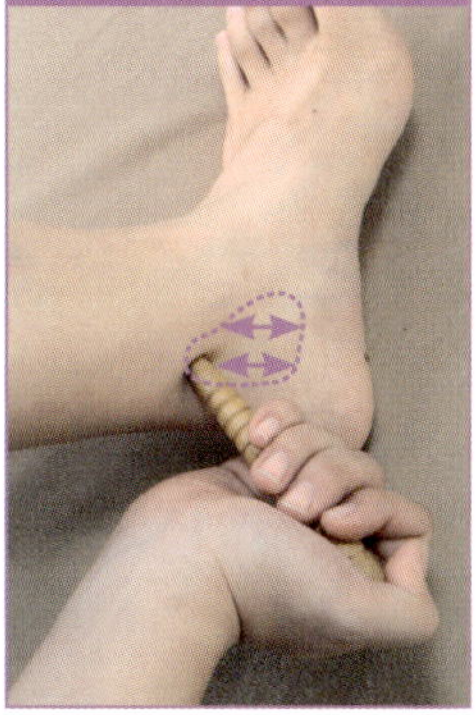

まず、細かくつねるように足首をもみましょう。内くるぶしの骨に棒を真っ直ぐに当て、上下に10センチ肉を剥がし取るようにスライドします。

〈37〉腓骨筋・下腹部

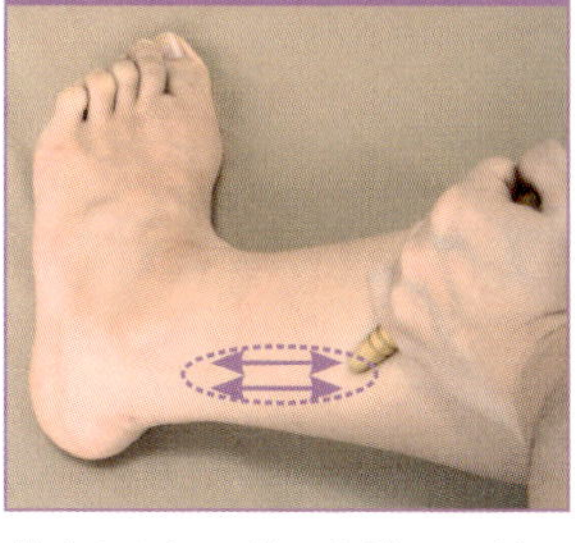

外くるぶしの骨から膝にかけて10～15センチ程のところを90度の角度で押圧していくと、すぐに柔らかくなります。骨ごと押し上げるように。腕の肘を伸ばすようにもむとより深くもめます。

Topics

ツボ表記のないところに不妊のツボを見つけました！

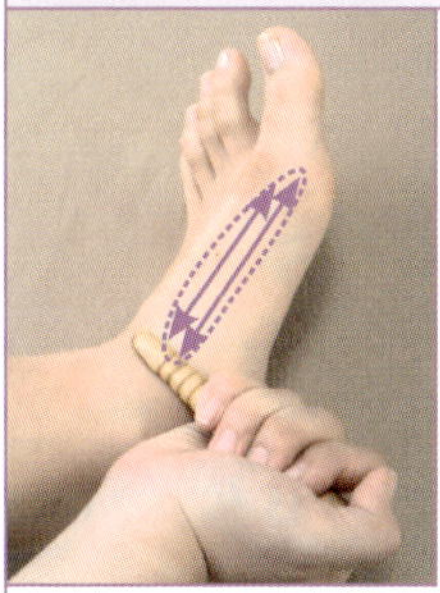

首から腰にかけてのツボです。背筋がピンとするとともに神経の緊張が和らぎます。血液の流れがよくなると腰まわりが温かくなり、同時に女性器官も調子よくなります。

棒を横にして、その骨の上に血管さえもついていないように削ぎ、取り除いていきます。お弁当のソースの袋を完全に絞り出すようなイメージで行なって下さい。

子宮筋腫・子宮頸がん

子宮筋腫のある人は、子宮のツボに片栗粉のような感触の塊があります。軽度や、予備軍の人は見た目にも膨らんでいるのが前兆なので、見逃さないようにして下さい。また、反対側の卵巣も膨らんでいる人が多いので、かかと周りもしっかりともんで下さい。子宮頸がんの人は、ホルモンバランスも崩れています。足首周りや胸のツボなど、女性ホルモンに関するツボは全てもみましょう。

➡ 子宮筋腫の足裏例

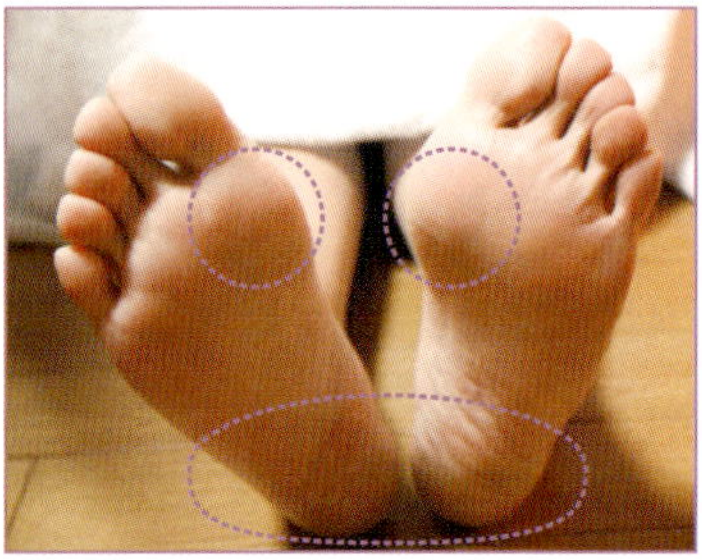

生理不順同様、かかとが大きいです。またホルモンの分泌が悪いので親指が大きく、甲状腺のある親指周りにタコが出来ます。

➡ 子宮筋腫の足首例

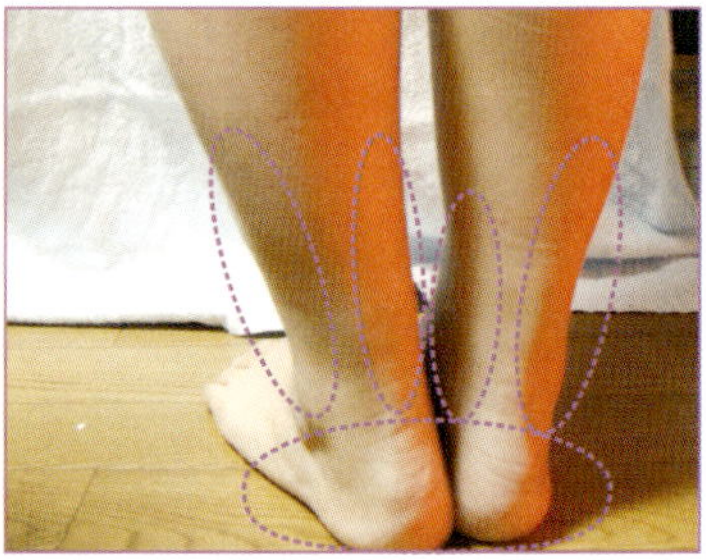

アキレス腱が埋まり、かかと周りに変な膨らみがあります。外くるぶしから10～15センチ程のところが詰まります。

子宮筋腫&子宮頸がんにならない足裏

指でグーチョキパーが簡単に出来る。特にパーがしっかり開く。親指周りに肉がつかず、周りの骨がくっきり見える。

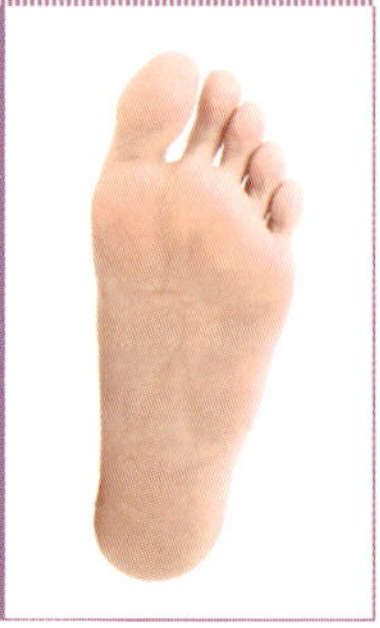

子宮筋腫&子宮頸がんにならない足首

かかとが小さく、アキレス腱が長く綺麗に見える。特にくるぶしがハッキリ出ている。

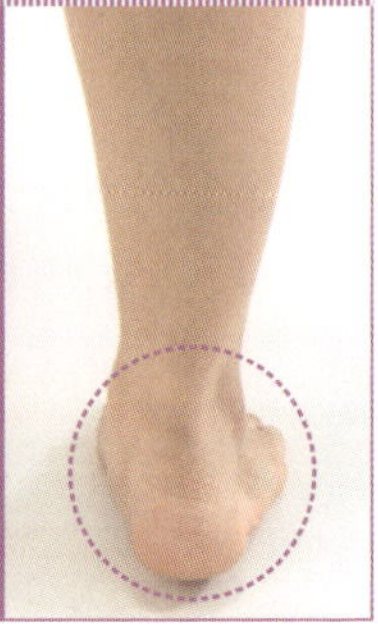

子宮筋腫・子宮頸がんを改善するには

〈36〉卵巣

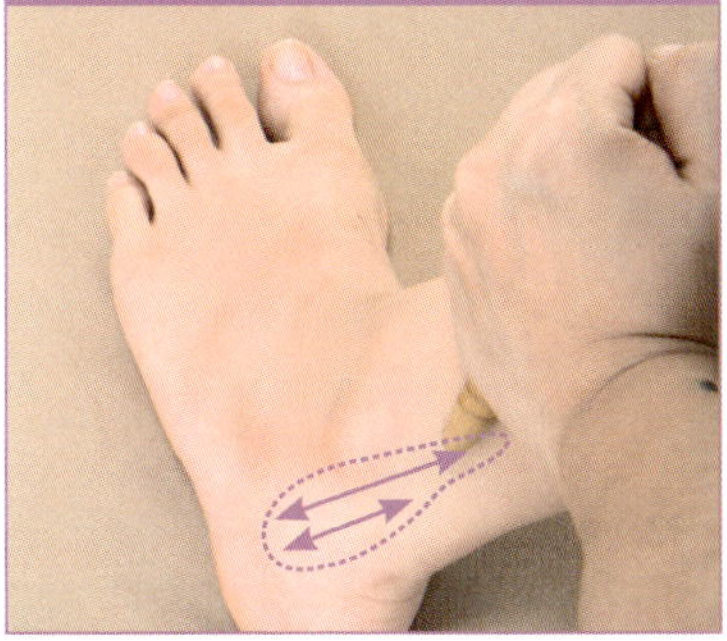

お姉さん座りで外くるぶしの骨に棒をあて、下に動かす。アキレス腱上までもみます。変な膨らみがあれば強くもみ潰して下さい。下まで終わったら、かかとから足首に向かって上へ同じようにもみましょう。

〈37〉腓骨筋・下腹部

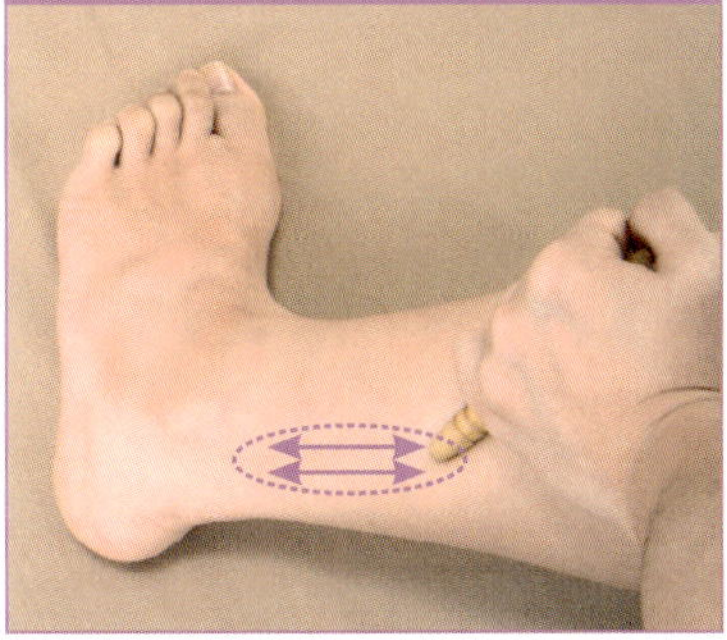

外くるぶしの骨から膝にかけて10〜15センチ程のところを90度の角度で押圧していくと、すぐに柔らかくなります。骨ごと押し上げるように、棒を持っている腕の肘を伸ばすようにもむとより深くもめます。

〈50〉子宮

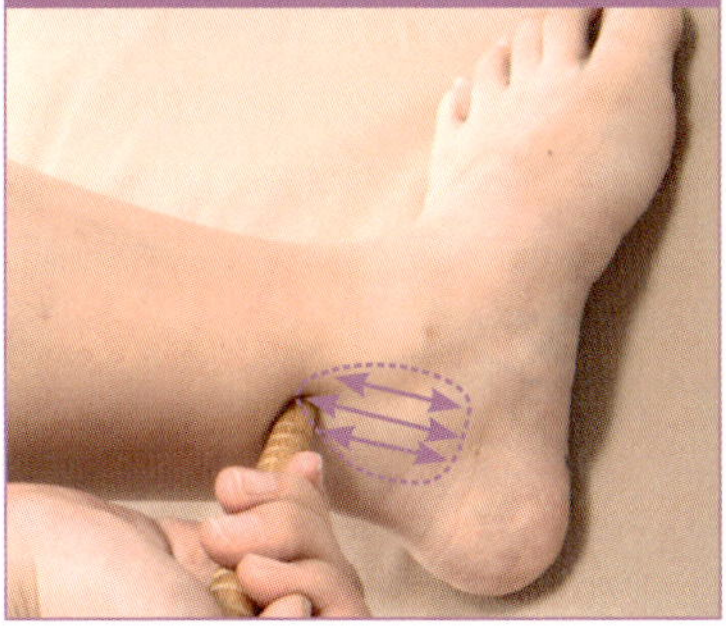

内くるぶしの骨に棒を真っ直ぐに当て、上下に10センチ力強くスライドします。子宮が弱い人は内くるぶし側に第2のくるぶしのような膨らみがあるので、絶対にもみ潰すこと。

〈36〉生殖腺

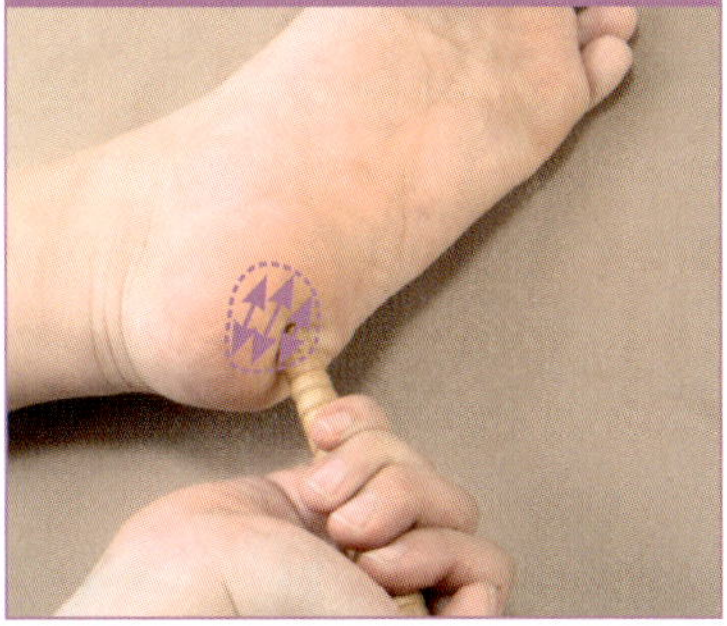

痛みに負けず、棒を使って力いっぱいもんで下さい。石のように硬い場所ですが、かかとを小さく彫刻するつもりで、ゆっくり上下にずらしていきます。中央に向かい際に沿って棒を立てて押し上げていくと、滑りにくくもみやすいです。

COLUMN

おすすめグッズ *03

カニカニはさみちゃん

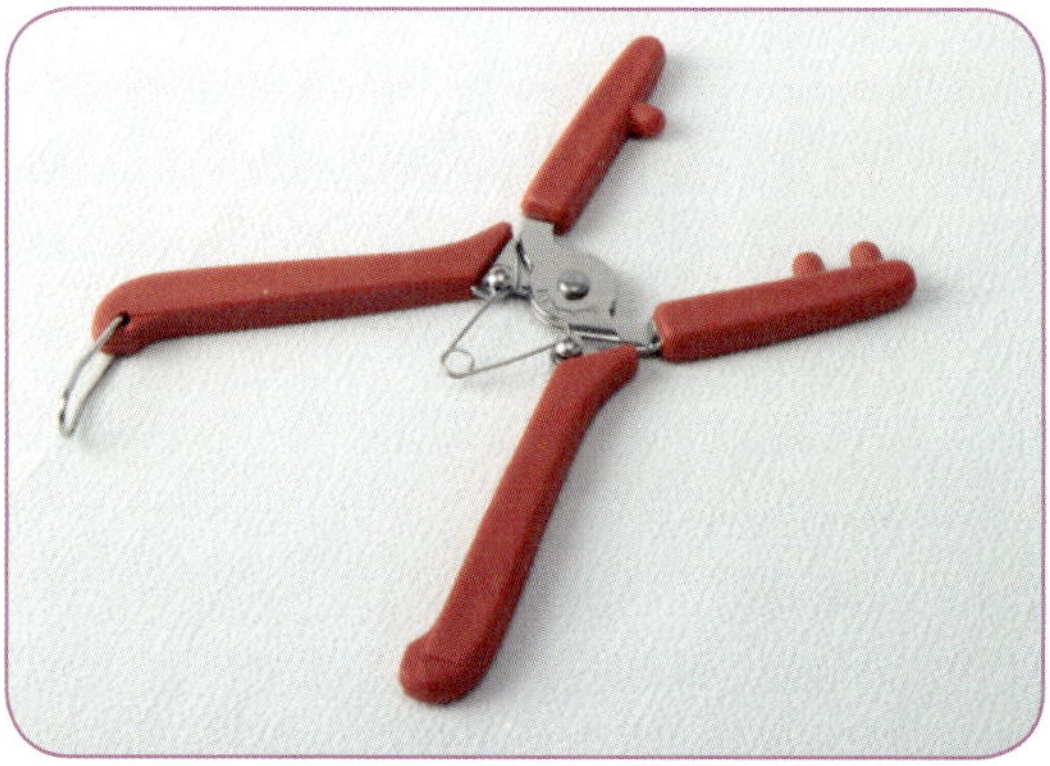

カニカニはさみちゃん3,200円(Ohana)

乳がんを予防する方法はまだありません。現状は定期的に検査を受け、「今回は大丈夫」と一安心する。この繰り返しでは心配はいつまでもついて回ります。

そんな女性の強い味方になるのが、この“カニカニはさみちゃん”です。商品名はさておき(!?)、かわいい名前とは裏腹に物凄く強力なパワーを持っています。胸のツボは甲にありますが、指や棒で押すとどうしても加減してしまいます。しかし、この“カニカニはさみちゃん”は、甲を挟み、挟んだまま押しながら引っ張っていくだけで、恐ろしい程老廃物がスッキリと取れ、足の指と指の間の隙間がくっきり出てきます。ただ、とても痛いので、このはさみのレバーを限界まで下げられた人は未だにひとりもいません(笑)。

指の隙間がくっきりと出て、甲が薄く、骨の筋がはっきりと見えるようになれば、乳がんの予防になります。同時に足裏の肺のツボも刺激するため、肺がんの予防にもなり一石二鳥です。人間は重力に逆らえず、年齢とともに胸も自然と垂れてしまいますが、このはさみの激痛に耐えればいつまでも若く綺麗な胸が保たれ、美と健康の両方を手に入れられるます。

Ohanaでは乳がん予防に“カニカニはさみちゃん”を推進しています。この値段で乳がん予防が出来るのなら、お安い値段ではないですか?　是非お試し&チャレンジ頂きたいです!

第6章 アレルギー改善と子どもの足もみ

基本ゾーンである〈21〉副腎〈22〉腎臓〈23〉輸尿管〈24〉膀胱〈51〉尿道は必ずやりましょう。更に、内分泌機能の総指令部である〈4〉脳下垂体はどんな皮膚の症状も助けてくれます。脳下垂体が弱ると、皮膚のしわが増え、筋肉の弾力がなくなり、身体がぶよぶよしてきます。更に症状別の効果を求める場合は、基本ゾーンにプラスして、症状別箇所をもみ、最後に白湯を500cc以上飲んで下さい。

足もみでアレルギーを退治してみましょう

お客様の中でも断トツに多い悩みはアレルギー、蕁麻疹《じんましん》です。一方、改善される方も断トツ！　完治された方はみなさん、「痒さなど目先のことしか見ていなかった…こんなに簡単なことなの？」と口を揃えて驚かれます。それは一体どういうことなのでしょう？

足をもむと恥ずかしいくらい排泄が増えます。そして白湯を飲み水分をしっかり取ることで身体の毒素が出やすくなり、肌がみずみずしくなります。たったこれだけのことでアレルギーは治っていくのです。

次に紹介するのは、足をもんだことにより改善されたお客様の例です。

- 薬を常に飲んでいたが、飲む量が減った
- 毎日、排便（2回）、排泄（10回）など量も回数も増えた
- 適度な運動をするようになった
- 規則正しい生活を自然に送れるようになった（決まった時間〈23時〜6時〉に眠れる。深い睡眠）

- 暴飲暴食などをしない食生活を摂るようになった
- 刺激物を過度に摂らなくなった

努力するのではなく、足をもむだけで以上のことが自然と行なえるようになり、アレルギーが出なくなったと考えています。暴飲暴食を防ぐことも出来、むしろ節約になります。

アレルギーが改善されると、どんな力でどこを押しても痛いところがなくなります。しかし時間はかかります。大抵の症状は2週間毎日もめば治まりますが、完全な健康体になるまでもみ続けないと再発する可能性があります。なので、3カ月を目処にして下さい。一度でも手術をしたことのある人、長期間薬を飲み続けている人は、自分の身体が自然治癒力を回復してから健康体へ向かいますので、期間を覚悟して信じて続けて下さい。絶対ではありませんが、年齢的な期間で見ると、10歳で1カ月、30歳で3カ月、60歳で6カ月続ければ、健康な身体に戻ります。お風呂上がりにもむと、血液の循環がよくなっているので効果もあり痛みも軽くて済みます。

アトピーという病気はあるの？

Ｏｈａｎａに通っているお客さんの中に、アトピーや花粉症の人はひとりもいません。ほかの症状で通っていると「あ？　今年は花粉症にならなかった」「アトピーが消えた！」など、本人も気付かない早さで治っていきます。

アトピーは生まれつきのものではなく、排泄が弱まったりした時になります。ステロイドを治療薬として使用しますが、東洋医学では身体の副腎からステロイドを出すことが出来ると言われています。薬を使用するとステロイドを出さなくてもいいと身体が判断してしまい、副腎の機能がさぼり出してステロイドを出さなくなります。せっかく自分の身体からステロイドを出すことが出来るのですから、足をもみ、本来あるべき皮膚を治す働きを甦らせましょう。

アトピーの人が足をもむと、最初は好転反応で症状がひどくなります。悪くなる時に辿った道をそのまま戻ることが根治療法としているためですが、病気の元を取り除いてしまえば、戻りにくく、万が一また老廃物がついても早く取り除くことが出来ます。足をもんでからでも薬は遅くありません。薬の前に足をもみましょう。これぞエコですね。

アトピーや蕁麻疹など皮膚の病気は、まずここをもみましょう

〈21〉副腎　〈22〉腎臓
〈23〉輸尿管

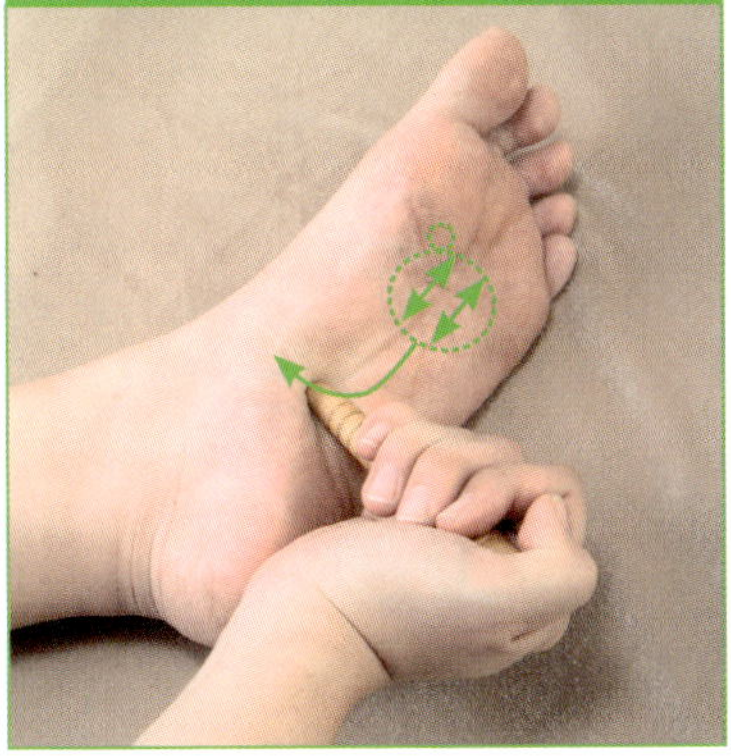

腎臓は薬指の中足骨の間にある直径4センチの範囲です。棒で痛いくらいにもみましょう。輸尿管は腎臓から膀胱までを結ぶライン上です。棒を用いて深くゆっくり滑らせてもんでいって下さい。

〈24〉膀胱
〈51〉尿道・膣・陰茎

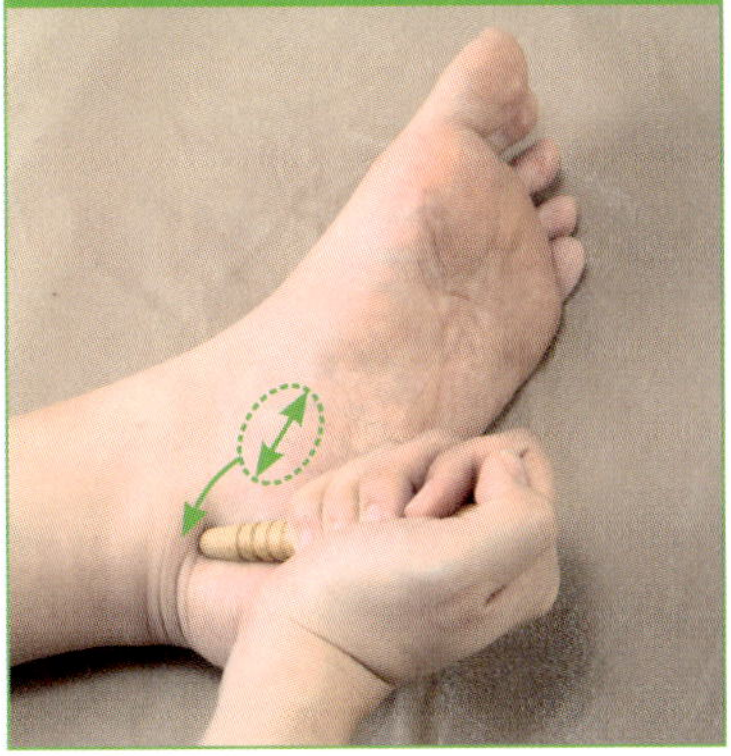

膀胱のツボは足裏の内側のかかとより少し上の膨れているところ。棒で膨れを潰すようにもんでいきます。尿道は膀胱から内側のくるぶしの骨のうしろ側までゆっくりスライドさせながら押圧していきましょう。

〈4〉脳下垂体

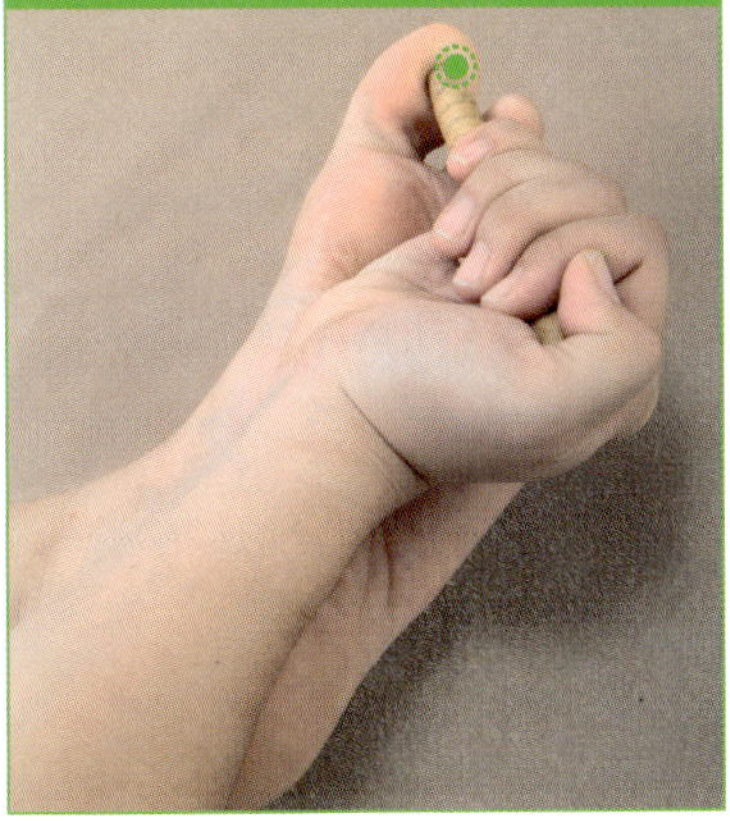

滑らせてもむのではなく、突いて押すとチカッとする痛みがします。親指の中央部分にあるツボを、爪に貫通させる角度で、棒の頭を使って下から突き上げるように点圧しましょう。

アトピー性皮膚炎

アトピーになるとなかなか根治するのは困難ですが、足をもむことで身体が温まって熟睡出来、排泄が整います。Ohana式では排泄と睡眠が増えることで改善されています。悪くなった道をそのまま戻ることが根治としているために、一時ひどくなりますが、改善に向かうには必ず通る道です。我慢して行なって下さい。

➡ アトピーのある足の裏例

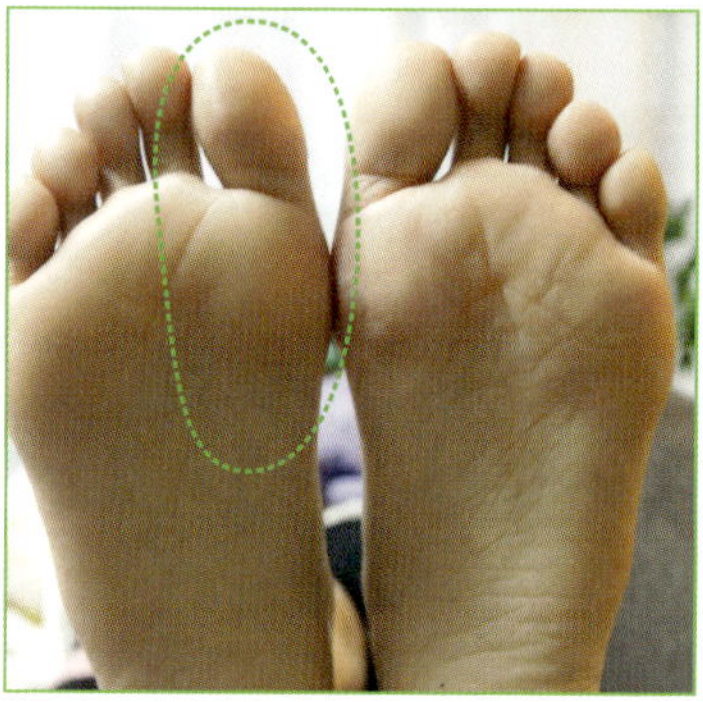

足裏が黄色くなります。また皮膚がカサカサしています。親指が傾いていき、外反母趾になります。

➡ アトピーになる子ども足裏例

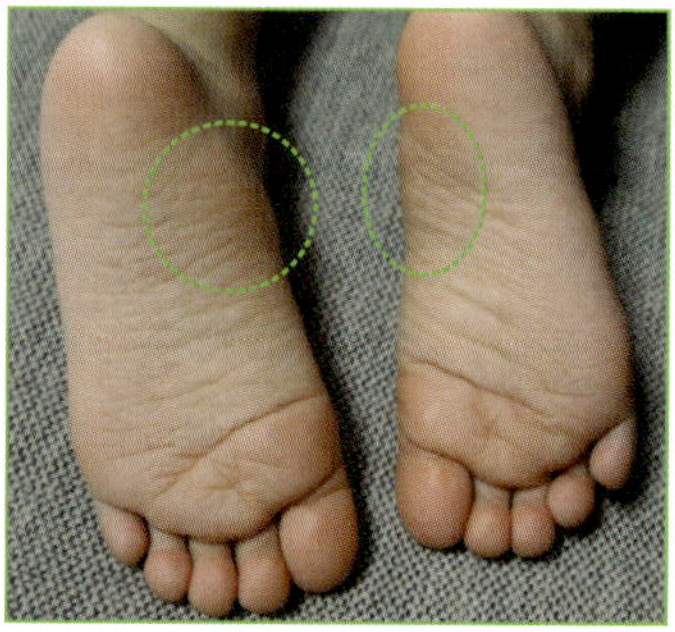

膀胱部分が腫れ、全体に赤みがありません。足の形が長方形になり土踏まずがなく、親指周りの皮膚がカサカサします。

アトピーのない足の裏

外反母趾がなく、親指とひとさし指の間に隙間があります。土踏まずのアーチが綺麗で逆三角形です。足の色も赤～ピンク色です。

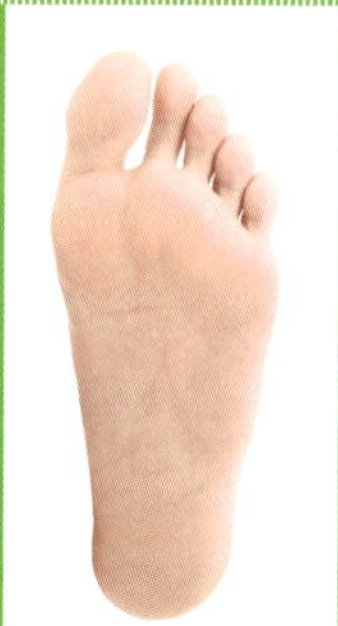

アトピーのない子どもの足の裏

足の指からかかとに向けて、逆三角形のアーチになっています。全体が万遍なく赤みがさしています。膀胱が腫れていません。親指周りがくっきりみえます。

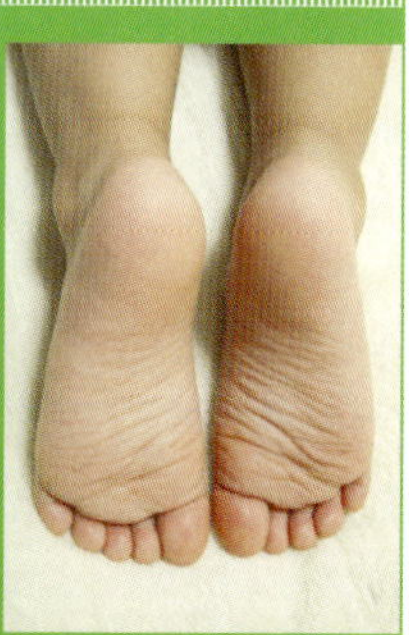

アトピー性皮膚炎の症状を改善するには

〈13〉副甲状腺

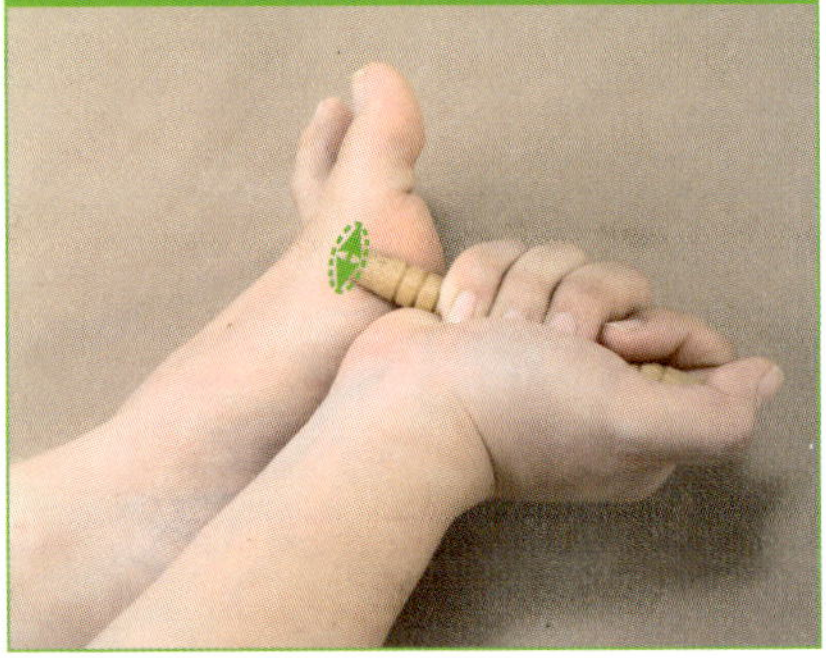

外反母趾の部分にあたります。棒を横に寝かせて親指に向けて押し削っていきます。上下に削れたら、今度は棒を真っ直ぐ立てて左右に骨を削ります。外反母趾に見えますが、骨の変形ではなく、全て老廃物です。

〈21〉副腎

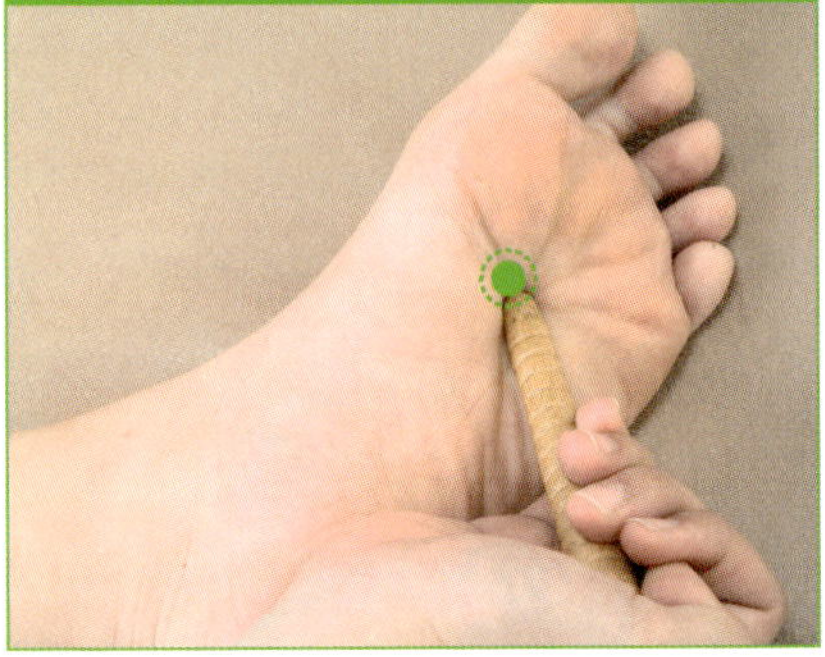

ひとさし指と中指の間を力いっぱい中央に目指して押し進めると、山を下ってガクっと落ちます。落ちた場所から棒の面を半分内よりにずらして、上へ頂点を突くように力をかけてグッと3回点圧します。この時にチカっという痛みがない場合はずれていることがあります。

花粉症

花粉症の人は大体「外反母趾」気味で、男性は親指がひとさし指に寄っています。そして、花粉症だけでなくアレルギー全般に弱いです。花粉症は突然なると言われていますが、外反母趾や骨・爪の変形など、ちゃんと足に前兆が現れています。また、花粉症の人は、そのうちに腰痛も発症します。これは副甲状腺が弱くなることでカルシウム吸収に影響を及ぼし、摂取してもどんどん体外へ出て行ってしまうからです。

➡ 花粉症のある親指周りの例

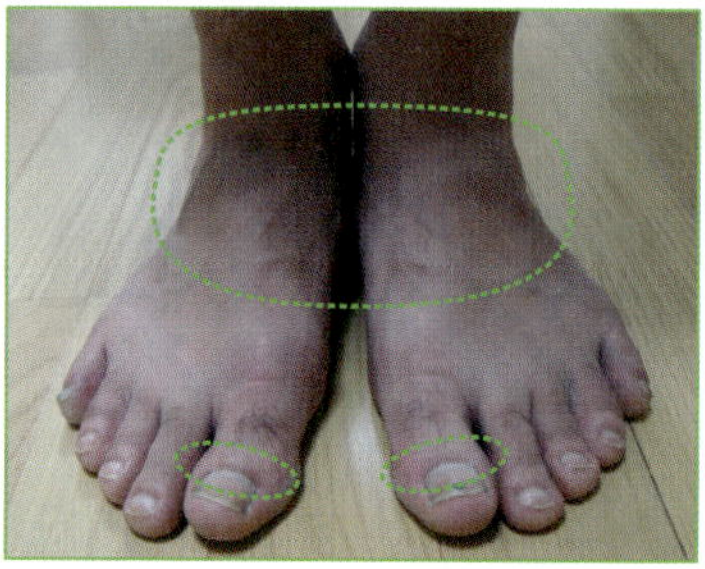

土踏まずから甲にかけて高すぎます。靴を履いて甲が窮屈な人は注意です。親指の爪の下に膨らみがある。

➡ 花粉症のある足裏例

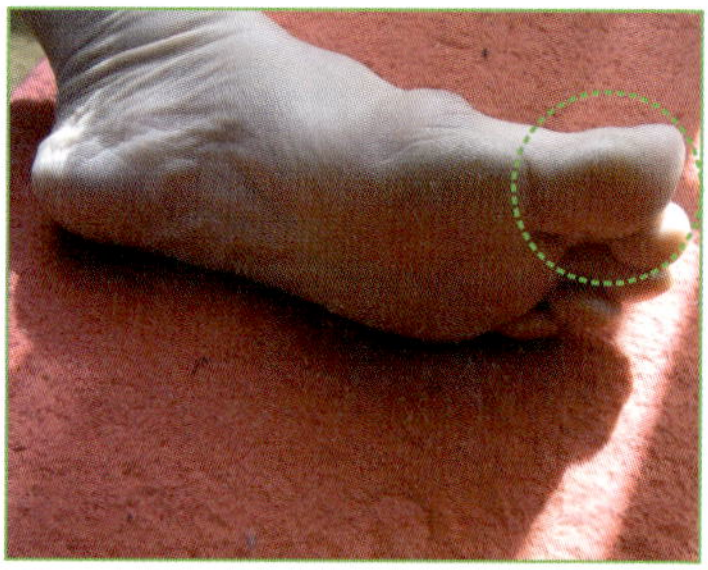

外反母趾気味。親指の周りにタコが出来ていたり皮が硬い。親指の外側、爪の真横が腫れ上がっている。

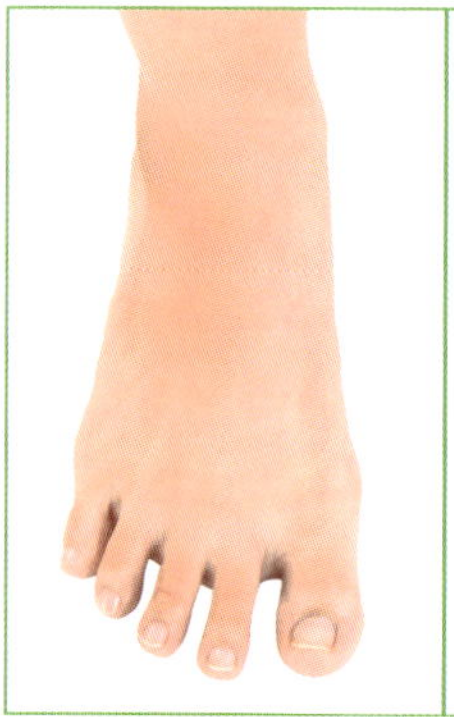

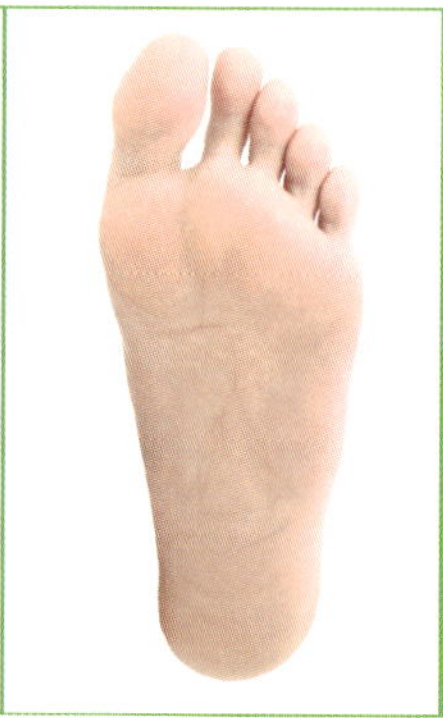

花粉症のない
親指の裏＆表

外反母趾にならない。親指とひとさし指の間が開いている。親指の周りに肉がない。土踏まずから親指まで綺麗なアーチで真っ直ぐ。

花粉症を改善するには

〈13〉副甲状腺

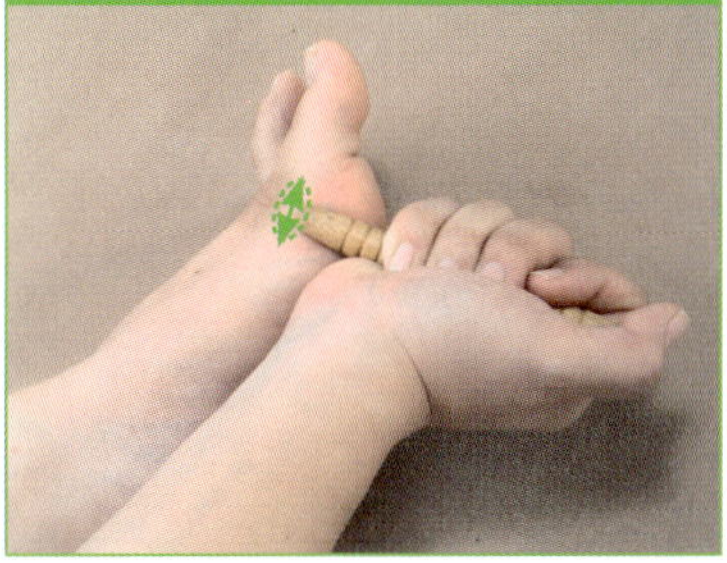

外反母趾の部分にあたります。棒を横に寝かせ、親指に向けて押し削っていきます。上下に削れたら、今度は棒を真っ直ぐ立てて左右に骨を切り落とす気持ちで削ります。

〈21〉副腎

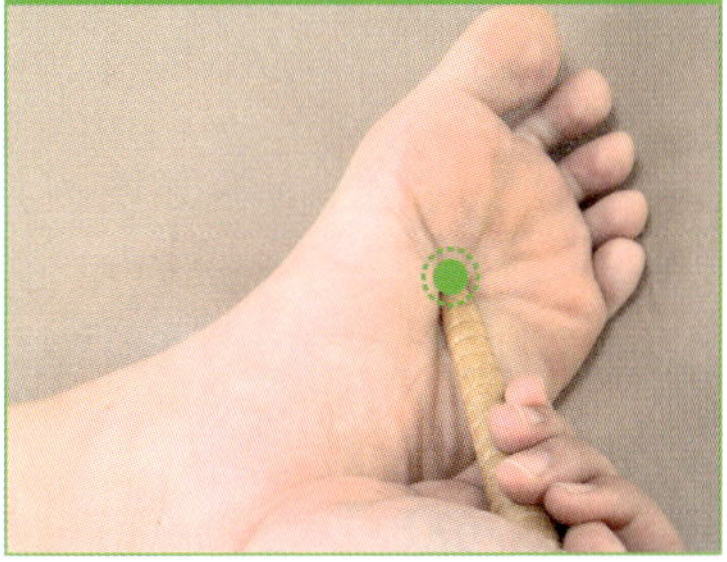

ひとさし指と中指の間を中央に目指して押し進めると、山を下ってガクっと落ちます。落ちた場所から棒の面を半分内よりにずらして、上へ頂点を突くように力をかけてグッと3回貫通させるような気持ちで押します。

〈6〉鼻

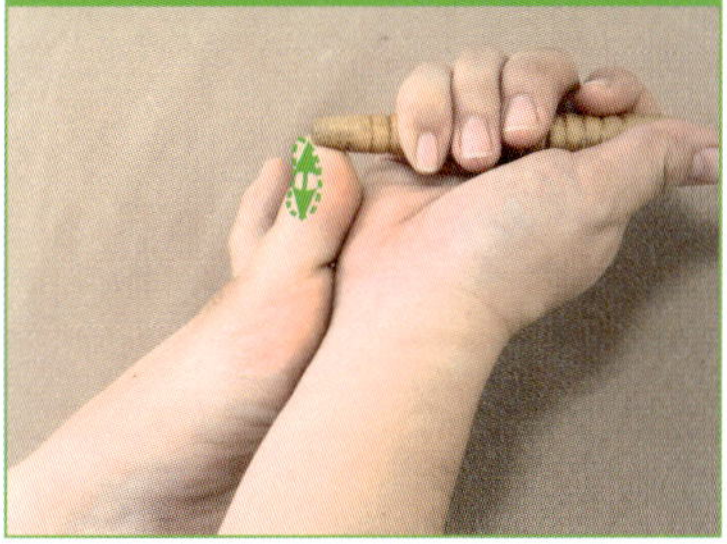

親指の外側にあります。親指の内側に指を挟み、棒を真っ直ぐ当てたら、支えている指に乗っかるように全体重で押します。この時に棒を細かく動かし、爪の際までしっかりと押します。ここも上下左右に動かして下さい。

〈45〉扁桃腺

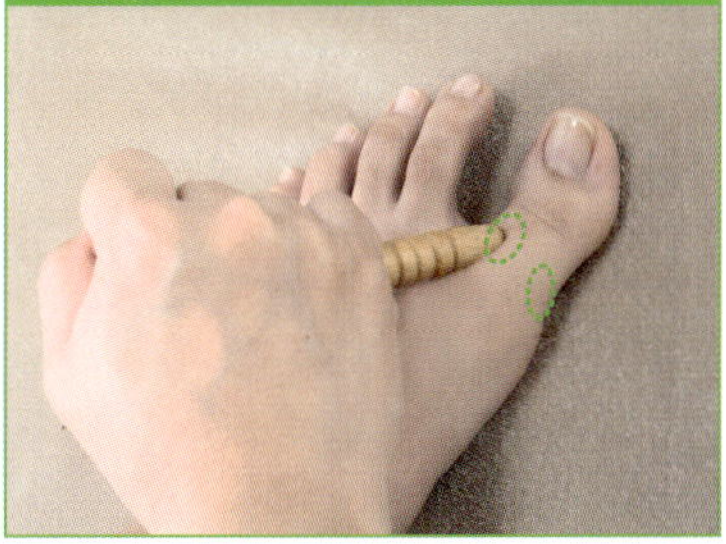

親指の基節骨のくぼんでいるところに、骨を挟んで左右にふたつあります。小さくて捕らえにくいですが、強く押すとコリっとした玉のようなものに当たります。そこに向かって全体重をかけて押して下さい。

POINT

扁桃腺は切ってはいけません。扁桃腺を切るとがんになりやすいと医学的にも言われています。扁桃腺が腫れる人は排泄が弱く、扁桃腺を腫らして熱を出すことによって通常の循環を保てると言われてるので、扁桃腺を切ってしまった人は、今日からしっかり足をもんで予防して下さい。

子どもの病気は3歳までが肝心

「三つ子の魂百まで」ではありませんが、だいたい3歳くらいまでに人間の身体は出来上がると言われています。小さなころに病気がちだと大人になっても風邪を引きやすく、花粉症など様々な現代病になりがちです。

最近は乳児湿疹が当たり前のように言われますが、子どもはお母さんの老廃物を持って生まれてきます。よって、お母さんは体内をリセットされて健康になりますが、子どもはお母さんの老廃物を持って生活しているのです。病院の薬や治療で人任せにしておくのと、毎日しっかり足をもむことのどちらが本当の愛情なのでしょうか？　本当に子どもがかわいいと思うなら是非、足もみをおすすめします。痛いので嫌がると思いますが、お母さんは絶対に嫌われることはありません。むしろ信頼関係が出来るので是非行なって下さい。子どもの足はもみやすく、そして面白い程効果が早いです。抱っこしながらでも足もみは出来ます。全体を万遍なくもんで母乳orミルクをあげれば、排泄がしっかりされてぐっすり眠ってくれます。眠ってくれることにより子育ても楽しく出来ます。

やり方は大人と同じで、基本ゾーンを最初と最後にもんで下さい。甲、ふくらはぎ、ひざ裏まで万遍なくもみましょう。白湯は２００cc以上を30分かけて飲ませて下さい。

注意事項

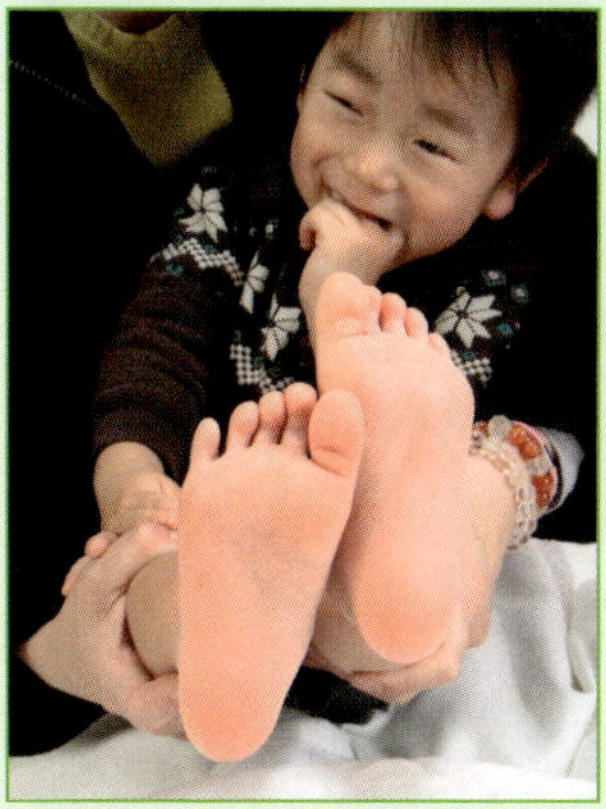

●足の色を毎日チェックして下さい。風邪を引いたり湿疹が出来ると色が変化しています。

●毎日続けて下さい。お風呂の中でも、母乳をあげながらでもOK！

●歩き始めてから棒を使用して下さい。歩く前はお母さんの親指の第二関節を使って、万遍なくもみほぐして下さい。

●同じ力で行なわないと、凸凹（老廃物）する箇所に気付きません。

●足もみの嫌いな子にならないように力は徐々に強めていって下さい。

●結果が大至急必要な方は、泣いても力を緩めず行なって下さい。

子どもの足もみ

子どもでも産まれてからすぐに老廃物が溜まり始めますが、大人に比べると取れるのも早いです。産まれた次の日からもんでも大丈夫です。首がすわるまではお風呂に入ったついでに足裏、甲、ふくらはぎと大人と同じようにもんで下さい。この時は棒ではなく指でＯＫですが、歩き始めたら大人と同じように棒でもんで下さい。

子どもの足は大人よりもわかりやすく、もんでいると弱いところがどんどん腫れ上がっていきます。その部分を特にしっかりもめば問題が改善されます。

風邪を引く前はふくらはぎが急に硬くなるので、柔らかくなるまでもんで下さい。その晩は高熱が出ますがすぐに下がります。もんだあとは、大人同様に白湯を飲むのが理想ですが、まだミルクの子どもはお腹いっぱい温かい母乳やミルクを飲ませます。白湯を嫌がる子どもは、薄いお茶などでも構いませんが、身体が熱いので、温かいものを嫌がることがあります。その時は常温でもいいです。子どもは元々代謝がよく、常温でも老廃物を外に出すことが出来ます。

子どもの足の実例（全員３歳の足です）

もんだあとの左右差例

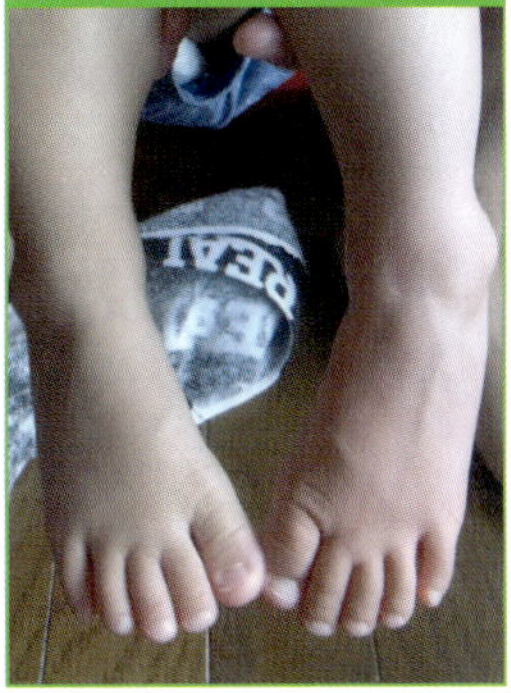

左右これだけの差が出るまでもみましょう。

子どものよい足裏の例

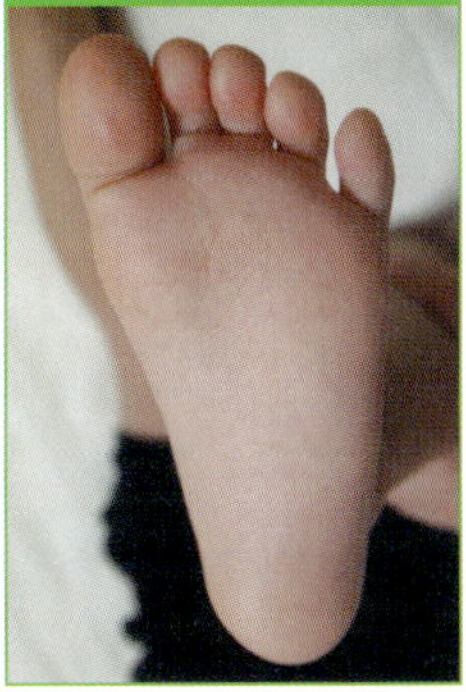

かかとが小さく、全体に柔らかい。

子どもの足裏よい色見本例

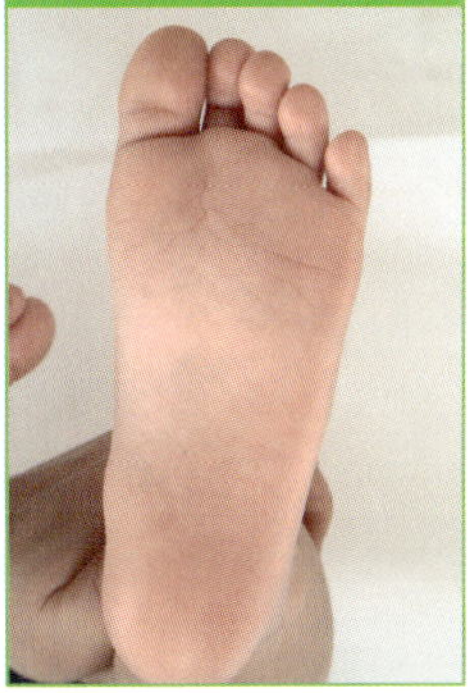

いつも赤〜ピンクの色である。

風邪を引きやすい子どもの足の写真

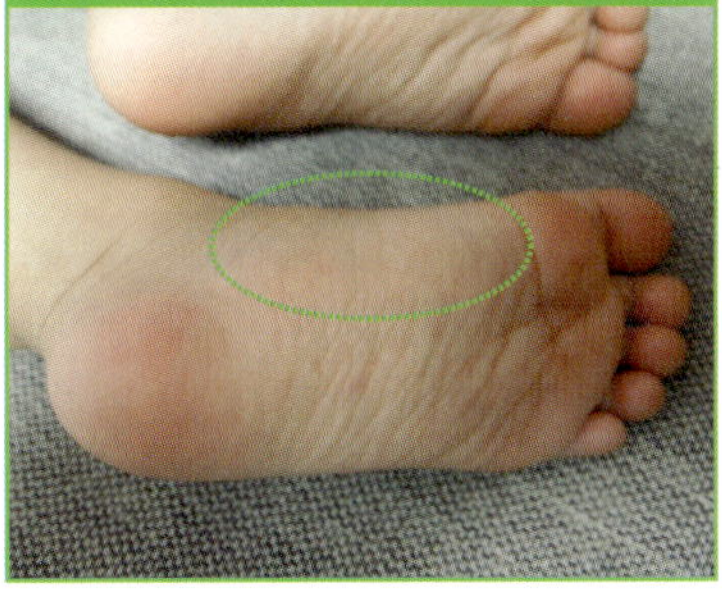

全くアーチのない扁平足で膀胱が腫れ気味です。そして全体に赤みがなくまだらで、どちらかというと白色の足です。

落ち着きのない＆夜泣きのひどい子どもの足の例

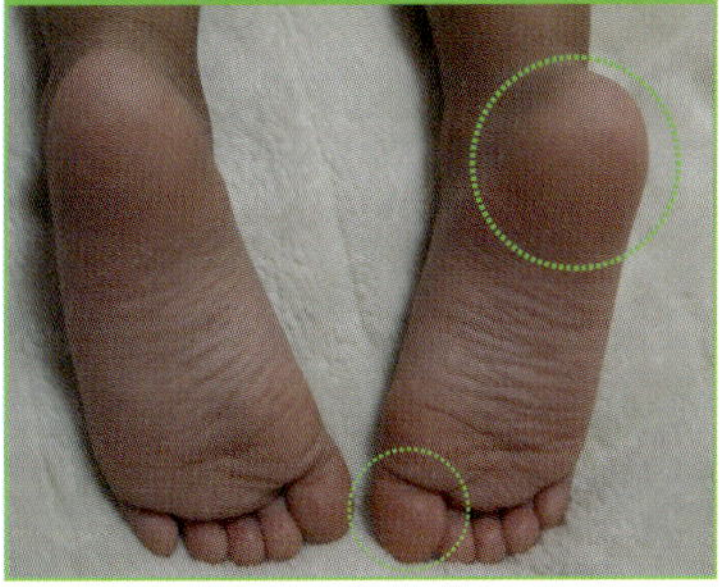

向かって右側のかかとが大きくなってきています（長方形）。親指がパンっとはっています。

POINT

かかとと親指の大きい子は ➡ 落ち着きがない。集中力がない
排泄の反射区が硬い ➡ 風邪やアレルギーなど、病気になりやすい
足がブヨブヨする ➡ 夜泣きが多く、子育てが大変になる

COLUMN

おすすめグッズ *04

官足法足踏板　ウォ～クマットⅡ

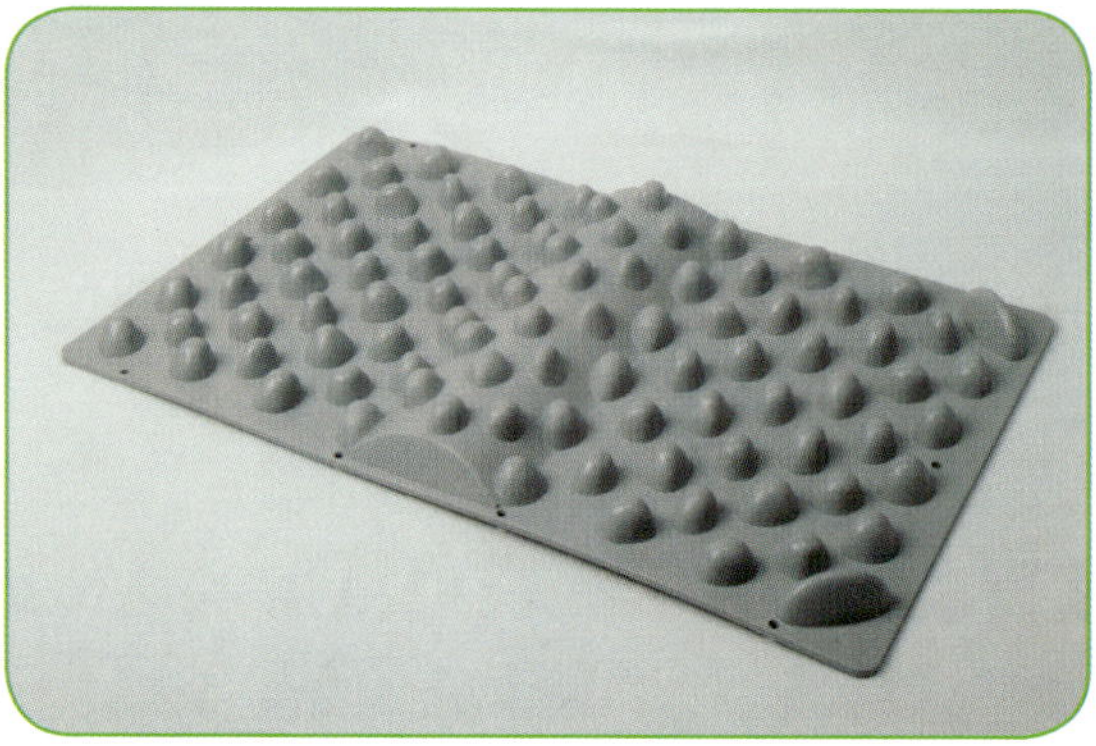

官足法足踏板　ウォ～クマットⅡ　6,800円（Ohana）

Ohanaの足もみは、官足法という足の療法に基づいています。その足の診断学「観趾法」を広めた官有謀氏が考案した、最新で最高のプラスチックの足踏板が「官足法足踏板　ウォ～クマットⅡ」です。

自分の体重をかけ、プラスチックで出来た大小の突起で足裏を強く刺激し、長年溜めてきた老廃物を排除するのですが、プラスチックといってナメてかかってはいけません。大変痛いです。しかし様々な突起が、足のツボにくまなく当たるように工夫して並べてあり、自由自在に踏んでも全てのツボを刺激し、知らず知らずのうちに健康を取り戻すことが出来ます。よって、毎日手でもむ時間がない人におすすめです。

毎日5分～10分行なうだけで、見違えるように元気になれます。更に硬いタコや魚の目、かかとを自分でもんだあとの仕上げに使うのも効果的です。甲状腺につきやすい魚の目などは、ツボに当てたまま背伸びをしてじわじわ痛みと闘って下さい。また、かかとは突起の間にはめ込み、ロックンロールのステップをするように動かします。ただの拷問にしか思えないと思いますが、毎日かかととつま先だけでも続けると、身体がスッキリします。いずれは、マットの上でジャンプが出来るまで足を柔らかくなるといいでしょう。

第7章　メンタルの不調を克服する

身体が重いから心が重いだけです。是非朝起きて足もみをして下さい。
心も身体も爽快になります。
うつの人は、どこを押しても痛いです。特に土踏まずはとんでもなく痛いはずですが、
もみほぐせば苦手な夜の憂鬱が克服出来ます。
原因不明の症状がある時は、基本ゾーン（P40参照）と、
「腹腔神経叢」を下から上に押し上げてもみましょう。

身体が軽いと心も軽い

うつは、身体の疲労、睡眠不足（不眠）、暴飲暴食による消化不良などからきていると考えられています。自分自身を思い返してみて下さい。疲れている時にアクシデントが起きるとイライラします。人は身体が疲れると、心も同時に疲れるのです。それが人の身体の構造なのです。また、東洋医学では『陰陽のバランス』を大事にします。朝は陽、夜は陰。人は朝（7時）起きて、夜（23時）に眠る。これが健康法だとも言われています。昼夜逆転した生活や、徹夜は自らうつを引き起こしているようなものです。

Ｏｈａｎａには〝うつ〟と診断されたお客様がたくさんいらっしゃいますが、1回の足もみで元気になって帰られます。「身体が重いから、心も重くなっていたんですよ」と言うと「足が軽いからどこかへ行きたいし、どこへでも行ける気がします」とみなさん仰います。なぜ一度来ただけで効果があるのか？

それは恐らく自分に厳しい人がなる病気だからです。自分に厳しい人に向いているのが足もみ。痛みに耐え、毎日続ける。すると痛いぶんだけ、達成感があり、身体もスッキリする訳です。

陰・陽のバランスを整えれば心の病は治る

身体と心が健康になるには、陰・陽のバランスについて知っておいたほうがいいでしょう。

東洋医学では、人間の身体は自然界と密接な関係があるとされています。惑星が太陽を中心に相互に影響し合っているように、身体もそれぞれの器官が互いに関係してバランスを保っています。陰・陽の考え方も同じです。私達の生活は、喜びがあれば悲しみもあります。何でも対になって存在し、どちらも欠ける訳にはいきません。

頭は陽で足は陰となりますが、頭脳の命令を受けなければ手足は動かず、手足に伝えられた感覚が脳に正しく伝わらなければ健康は崩れます。血液が上下、内外の陰陽を万遍なく巡り、全身にエネルギーを運べないと、心の病気にもなってしまいます。

自分が陰・陽のどちらでもいいのです。役割を果たしていることには違いないのですから。ただ陰・陽のバランスだけは整えなければいけません。それを出来るのが足もみなのです。陰陽のバランスに気づくだけでうんと気持ちが楽になります。陰陽を理解して足もみをしてみて下さい。

うつ&イライラ

うつやイライラは誰でもなる可能性があります。うつは一度なってしまうと、薬を飲み続ける羽目になり、季節の節目には決まって体調が悪くなってしまいます。しかし、足をもめば身体も心も軽くなりすぐに改善されます。毎日欠かさずもみ続ければ、日が変わる0時には眠くなり、7時ごろにはすっきりと目が覚めます。あまりにも簡単に根治出来るので、今まで悩んでいたことがばかばかしく思える程です。

➡ うつ&イライラのある足裏例

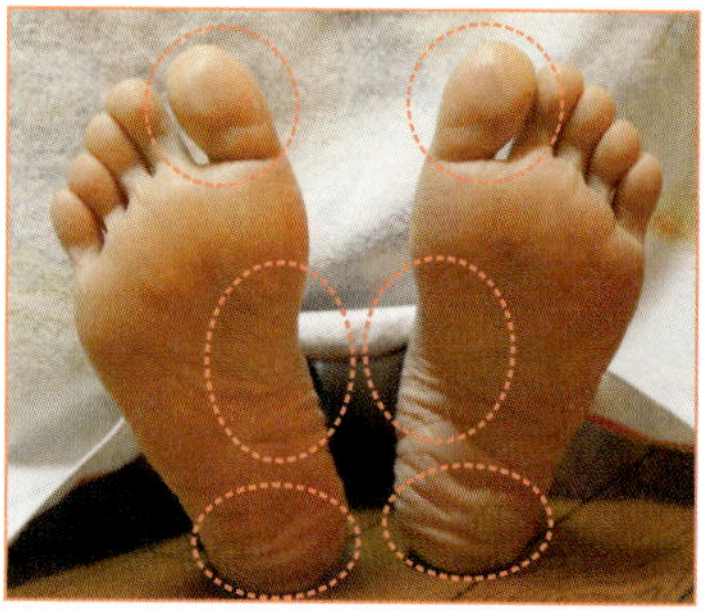

土踏まずのアーチが小さい。足が冷えて色が悪い。かかとと親指が大きい。

➡ うつ&イライラのあるふくらはぎ例

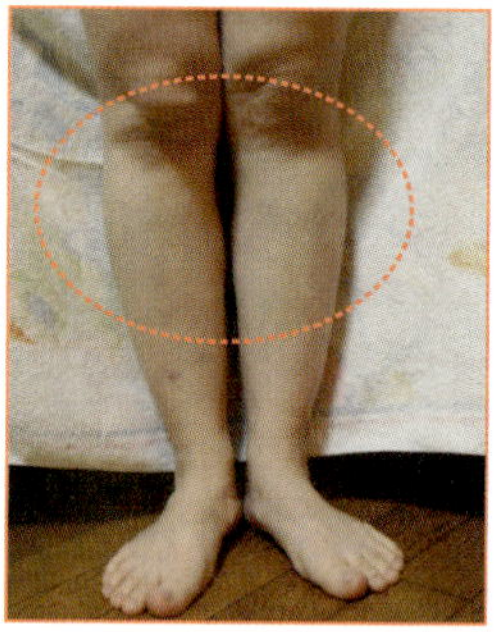

足首から上が太い。特にふくらはぎ外側、膝から下20センチのところ。

➡ うつ&イライラのあるかかと裏例

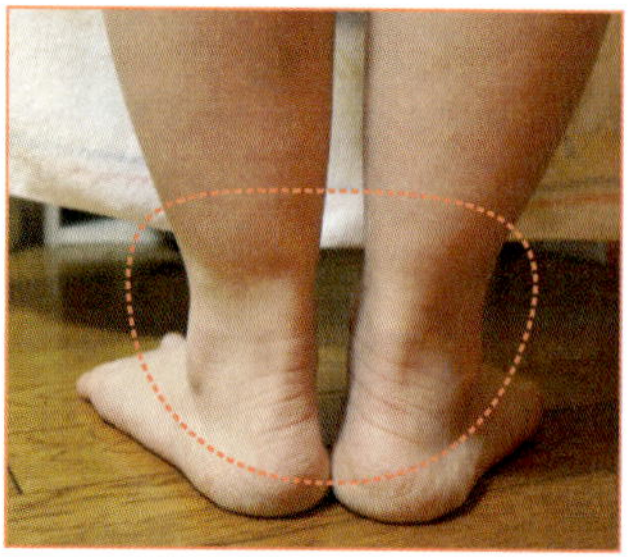

アキレス腱から急に太くなっています。うつの人の足はひと目で判断出来ます。

うつ&イライラのないふくらはぎ例

足首から、ふくらはぎにかけて外側の張りがなく、柔らかい。また体型に合った太さをしている。かかと、アキレス腱がくっきりしている。

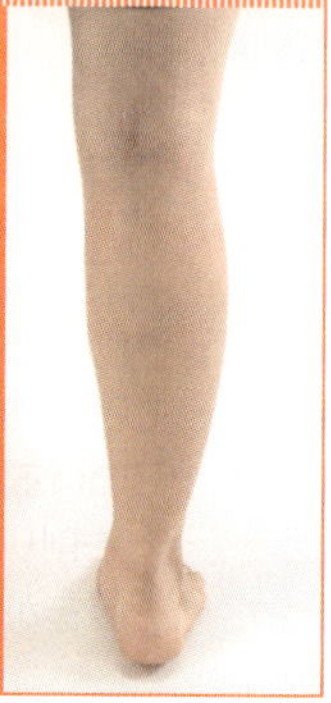

うつ＆イライラを改善するには

〈62〉座骨神経（外側）

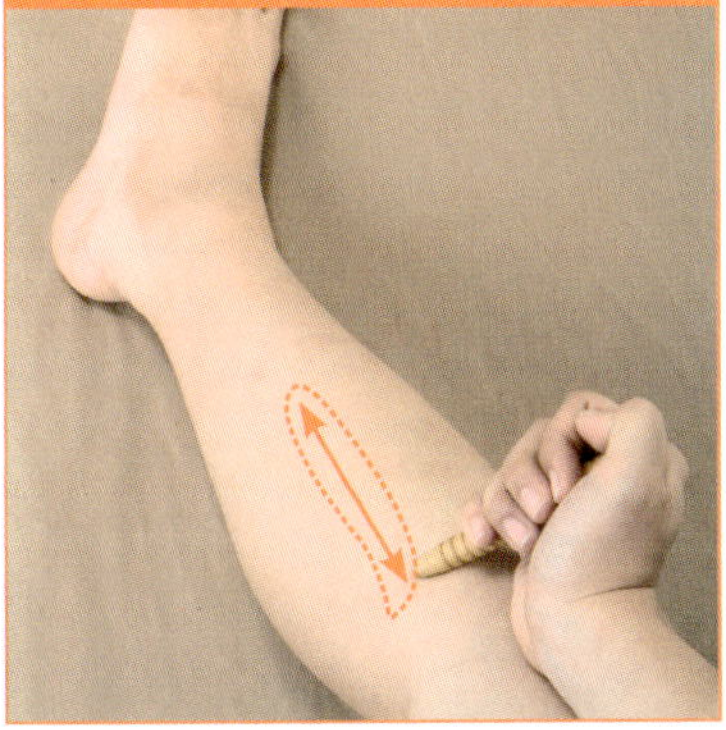

外くるぶしの下の骨に棒を当て、骨に沿って膝のうしろまで押します。骨と思っているところにカチカチの老廃物を溜めているのでガンガンもんで下さい。

〈15〉胃

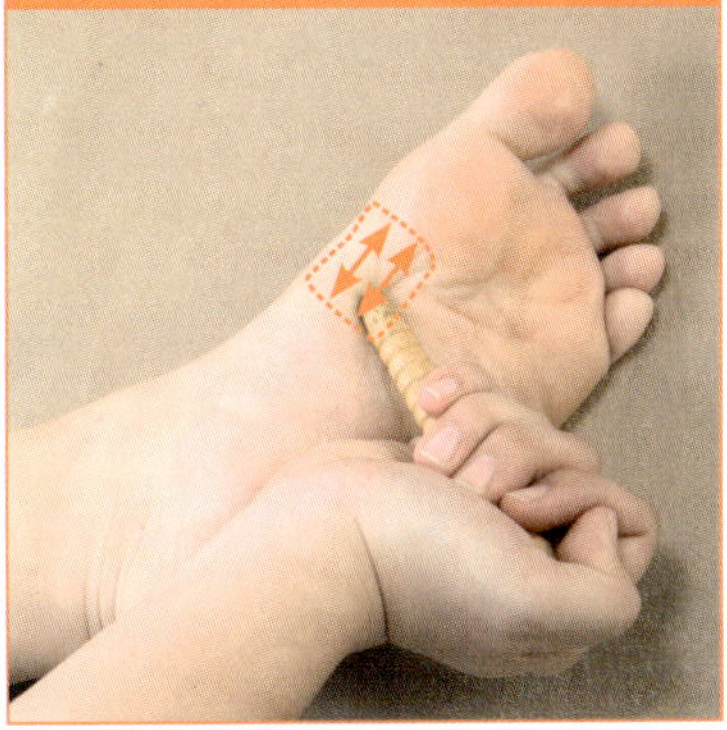

甲状腺の山からすとんと落ちたところで、自分の親指を横向きにした大きさと同じです。穴のようになっているので、棒で中をかき出すようにもんでいきます。

〈3〉脳幹・小脳

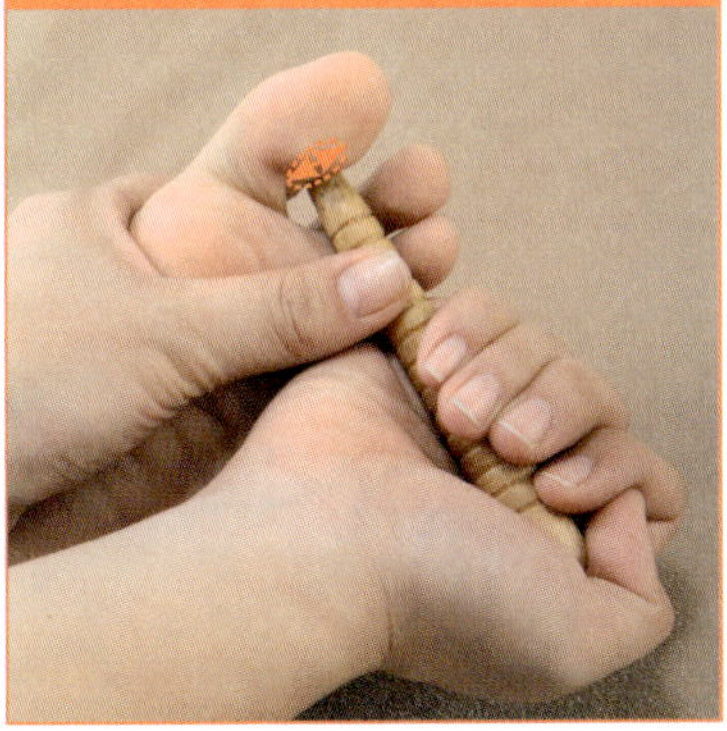

親指の内側、一番痛いところです。ちょうど膨らんでいる部分に棒を当てたら、その膨らみを削ります。寒気がする程の痛みがありますが、ツボに当たっている証拠です。

〈20〉腹腔神経叢

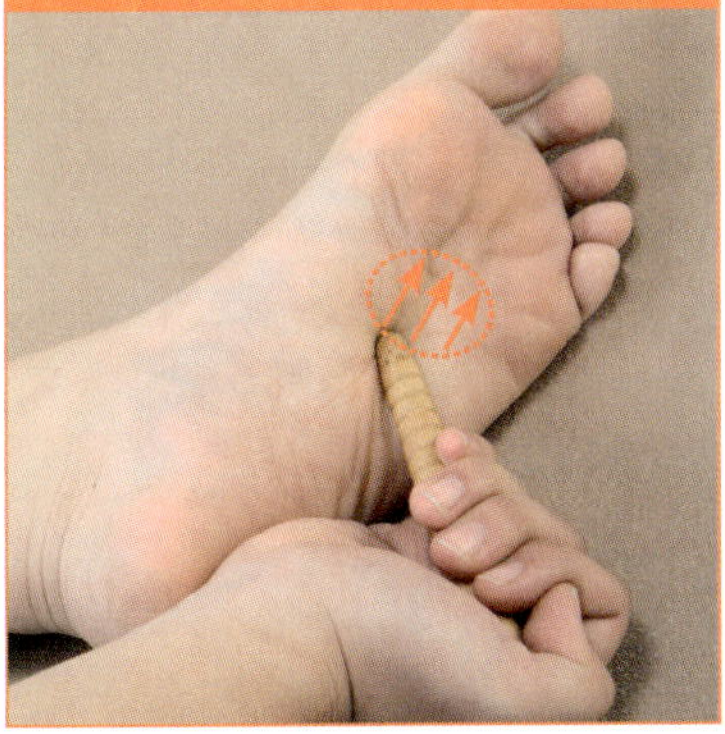

下から上に押し上げないとツボに届きません。押した力が逃げないように、床に足の甲をしっかり固定させて90度の角度からスコップで穴を掘るように下から上にかき上げていきましょう。

これさえあれば大丈夫！　症状別ツボ一覧

おかしいな!?　と思ったら、まずはここをもみましょう。

呼吸器系の疾患

かぜ	6鼻、20腹腔神経叢、34脾臓、39〜41リンパ腺 45扁桃腺、48喉・器官、ふくらはぎ全体を万遍なくもむ
気管支炎	13副甲状腺、14肺・気管支、21副腎、43胸、44横隔膜 45扁桃腺、48声帯・咽喉・気管
くしゃみ	6鼻、12甲状腺、14肺・気管支、48声帯・咽喉・気管
ぜんそく・肺炎	13副甲状腺、14肺・気管支、22腎臓、20腹腔神経叢 24膀胱、41胸部リンパ腺、43胸、44横隔膜

目の疾患

近視・遠視・乱視・角膜炎	1〜4頭部、8目、11僧帽筋、18肝臓、22腎臓、23輸尿管 24膀胱、39〜41リンパ腺
飛蚊症	1〜4頭部、3脳幹・小脳、8目、11僧帽筋、12甲状腺 18肝臓、22腎臓、23輸尿管、24膀胱、51尿道
緑内障・白内障	1〜4頭部、7頸部、8目、18肝臓、21副腎、22腎臓 23輸尿管、24膀胱、36生殖腺

耳・鼻・咽喉の疾患

アレルギー性鼻炎	6鼻、13副甲状腺、14肺・気管支、21副腎
咽頭炎	5三叉神経、6鼻、13副甲状腺、45扁桃腺、46下顎、47上顎 48咽喉、A胸郭上口
口臭	15胃、14肺・気管支、22腎臓、16・25・28・29・30・31腸 34脾臓
口内炎	1〜4頭部、12甲状腺、16・25・28・29・30・31腸 20腹腔神経叢、22腎臓、33心臓
蓄膿症	2前頭洞、6鼻、13副甲状腺、14肺・気管支、22腎臓 45扁桃腺、A胸郭上口
扁桃腺炎	39〜41リンパ腺、45扁桃腺、20腹腔神経叢
難聴	1〜4頭部、5三叉神経、9耳、10肩、11僧帽筋、42平衡器官 39〜41リンパ腺
耳鳴り	1〜4頭部、5三叉神経、9耳、10肩、11僧帽筋、22腎臓 42平衡器官

脳神経系の疾患

顔面神経痛	1〜4頭部、3脳幹・小脳、4脳下垂体、5三叉神経、12甲状腺 53頸椎、E自律神経
脳梗塞・脳性麻痺	1〜4頭部、3脳幹・小脳、7頸部、18肝臓、21副腎、22腎臓 23輸尿管、24膀胱、39〜41リンパ腺
パーキンソン氏病	1〜4頭部、3脳幹・小脳、7頸部、13副甲状腺、21副腎 22腎臓、23輸尿管、24膀胱、42平衡器官、E自律神経
偏頭痛	1〜4頭部、3脳幹・小脳、5三叉神経、11僧帽筋、22腎臓 53頸椎、E自律神経

循環器系の疾患

狭心症	21副腎、22腎臓、23輸尿管、24膀胱、25小腸、33心臓 53頸椎、54胸椎
心臓機能障害	15胃、21副腎、22腎臓、23輸尿管、24膀胱、25小腸 33心臓
高血圧	22腎臓、23輸尿管、24膀胱、25小腸、34脾臓、42平衡器官 膝裏、膝まわり全体を万遍なくもむ

消化器系の疾患

胃下垂	15胃、16十二指腸、17すい臓、25〜32腸、44横隔膜
胃がん	15胃、16十二指腸、17すい臓、25〜32腸、39〜41リンパ腺
胃痛・胃炎・胃潰瘍	4脳下垂体、12甲状腺、15胃、16十二指腸、17すい臓 20腹腔神経叢
黄疸	16十二指腸、17すい臓、18肝臓、19胆嚢、22腎臓
肝炎	16十二指腸、18肝臓、19胆嚢
肝硬変	16十二指腸、18肝臓、19胆嚢、33心臓、39〜41リンパ腺
下痢	15胃、16十二指腸、17すい臓、25〜32腸、52直腸・肛門 C消化器官
十二指腸潰瘍	15胃、16十二指腸、17すい臓、18肝臓、20腹腔神経叢
痔	18肝臓、19胆嚢、22腎臓、23輸尿管、24膀胱、51尿道 31直腸、32肛門、52直腸・肛門
情緒不安定、慢性疲労	3小脳・脳幹、4脳下垂体、12甲状腺、18肝臓 20腹腔神経叢、22腎臓、34脾臓
逆流性食道炎	7頸部、12甲状腺、48喉・気管支、53頸椎 A胸郭上口（器官・食道）
食道がん	7頸部、12甲状腺、39〜41リンパ腺、45扁桃腺、 48喉・気管支、53頸椎、A胸郭上口（器官・食道）
すい炎	15胃、16十二指腸、17すい臓、25〜32腸、39〜41リンパ腺 B液化リンパ

胆嚢結石・胆嚢炎	18肝臓、19胆嚢、22腎臓、23輸尿管、24膀胱、51尿道
腸炎	15胃、16十二指腸、17すい臓、25～32腸、39～41リンパ腺 55腰椎、56仙骨
大腸炎	15胃、25～32腸、39～41リンパ腺、52直腸・肛門 C消化器官
慢性虫垂炎	25～32腸、52直腸・肛門、55腰椎、56仙骨
クローン病	13副甲状腺、21副腎、22腎臓、23輸尿管 24膀胱、25～32腸、34脾臓、51尿道
不眠症	1～4頭部、3小脳・脳幹、7頸部、12甲状腺、18肝臓 20腹腔神経叢、36生殖腺、E自律神経
便秘	14肺・気管支、15～30消化系統全体、31直腸、32肛門 52直腸・肛門、C消化器官、甲を万遍なくもむ

腎臓・泌尿器の疾患

静脈瘤	21副腎、22腎臓、23輸尿管、24膀胱、51尿道 56仙骨・尾骨、62座骨神経、D内分泌器
腎機能障害	22腎臓、23輸尿管、24膀胱、51尿道
前立腺がん	22腎臓、23輸尿管、24膀胱、36生殖腺、39～41リンパ腺 50前立腺、51尿道、57・58尾骨、B液化リンパ、足首まわり
尿道炎・膀胱炎	22腎臓、23輸尿管、24膀胱、51尿道、56仙骨 57尾骨（内側）、39～41リンパ腺、B液化リンパ
リューマチ	13副甲状腺、15胃、22腎臓、23輸尿管、24膀胱、34脾臓 51尿道、62座骨神経、D内分泌器 ※症状のある関節の反射区

内分泌・代謝の疾患

異常発汗	4脳下垂体、12甲状腺、13副甲状腺
甲状腺機能亢進症	4脳下垂体、3脳幹・小脳、12甲状腺、13副甲状腺、22腎臓 36生殖腺、41胸部リンパ腺
小人症	4脳下垂体、12甲状腺、13副甲状腺、62座骨神経
糖尿病	4脳下垂体、12甲状腺、15胃、16十二指腸、17すい臓 22腎臓、24膀胱、B液化リンパ、C消化器官、D内分泌器
肥満症・やせ過ぎ	12甲状腺、15胃、16十二指腸、17すい臓、22腎臓 23輸尿管、24膀胱、25小腸、33心臓、51尿道

アレルギー・皮膚の疾患

アトピー性皮膚炎	13副甲状腺、21副腎、22腎臓、23輸尿管、24膀胱、34脾臓 39～41リンパ腺、51尿道、B液化リンパ
花粉症	4脳下垂体、6鼻、13副甲状腺、21副腎 39～41リンパ・扁桃腺

湿疹皮膚炎	13副甲状腺、18肝臓、20腹腔神経叢、21副腎、22腎臓
しもやけ・あかぎれ	15胃、22腎臓、24膀胱、34脾臓
ヘルペス	13副甲状腺、21副腎、22腎臓、23輸尿管、24膀胱、32肛門 51尿道、39～41リンパ腺
水虫・たむし	21副腎、22腎臓、23輸尿管、24膀胱、32肛門、51尿道 39～41リンパ腺

骨・筋肉の疾患

ぎっくり腰	22腎臓、23輸尿管、24膀胱、51尿道、38股関節、53頸椎 54胸椎、55腰椎、56仙骨・尾骨、62座骨神経
骨折	13副甲状腺、22腎臓、25～32腸、※関連する反射区
椎間板ヘルニア	18肝臓、19胆嚢、22腎臓、23輸尿管、24膀胱、25～32腸 53頸椎、54胸椎、56仙骨・尾骨、62座骨神経
座骨神経痛	21副腎、22腎臓、23輸尿管、24膀胱、51尿道、38股関節 53頸椎、54胸椎、55腰椎、56仙骨・尾骨、62座骨神経
四十肩・五十肩	7頸部、10肩、11僧帽筋、38股関節、53頸椎、59肩胛骨
痛風	21副腎、22腎臓、23輸尿管、24膀胱、51尿道、17すい臓 18肝臓、D内分泌器
むち打ち症	7頸部、11僧帽筋、13副甲状腺、53頸椎

その他の疾患

意識不明	21副腎、33心臓
いびき	5三叉神経、6鼻、45扁桃腺、46下顎、47上顎、48咽喉
しゃっくり	44横隔膜、43胸
神経痛	4脳下垂体、13副甲状腺、21副腎、39～41リンパ腺、 53頸椎、54胸椎、55腰椎、56仙骨・尾骨、62座骨神経
手のしびれ	1～4頭部、10肩、12甲状腺、33心臓、59肩胛骨、60肘関節 63上腕
乗り物酔い	3脳幹・小脳、9耳、12甲状腺、20腹腔神経叢 42平衡器官
冷え症	21副腎、22腎臓、23輸尿管、24膀胱、32肛門、51尿道 39～41リンパ腺、D内分泌器
膝痛	35膝、62座骨神経、D内分泌器
貧血	4脳下垂体、12甲状腺、15胃、16十二指腸、34脾臓
ホルモンのバランス失調	4脳下垂体、12甲状腺、21副腎
卵巣炎・卵巣膿腫	4脳下垂体、12甲状腺、13副甲状腺、36生殖腺・卵巣 37腓骨筋・下腹部、50子宮・前立腺、52直腸

エピローグ

まず、この本を手にとって頂いた皆様。厚く御礼申し上げます。がんに悩み、人生なんてと諦めかけていた私を、どん底から救い上げ生かしてくれた「足もみ」。高価な薬や最新の医療器具を用いることなく、もっと単純で、実際に自分自身の手で行うことができるセルフケア。足もみと出会い、生かされた私。あれからこの命は「神様がくれた時間」だと考えるようになりました。今では足もみを広く普及させ、伝えていくことに使命を燃やしています。というのも、元々私が情報誌の編集記者を務めていたことなど、メディアに携わってきたことも大きな要因かもしれません。そうした縁もあり、今回ワニブックス様のご理解とご厚意を受け、長年夢に描いていた「足もみの教科書」を出版することが出来ました。身体の健康で悩まれている方にとって、本当に必要な情報を余すことなく詰め込むことが出来たと思っています。

足もみは、本来商売にならなくてもよいと考えています。冒頭でも記したように、セルフケア出来ることが大きなポイント。病気や老化の原因でもある身体内側の老廃物や不純物を、自分自身で取り除くことが出来るのです。足をもんで痛いところ（ツボ）が、目に見えない身体の不調を知らせてくれる。

敢えて言いたい〝がんでも治せます〟と。

いつでもどこでも、どんな状態でも行なえる自己治療法がＯｈａｎａの足もみです。薬や病院に頼るなど、あらゆる治療法のファーストチョイスとして、足もみが世界中に広まってくれることを願っています。

Truth of beauty Ohana 主宰　近澤愛沙

近澤愛沙 Aisa Chikazawa

24歳の時に甲状腺がんがみつかる。その時に若石健康法の足もみと出会い自身の手で克服する。以来、治せない病はないと足もみの研究を重ね、現在愛知県名古屋市にて、足もみ、メノウマッサージ、ロミロミで身体と心を癒すサロン『Ohana』を開業。肩こり・腰痛などの不調は何が原因で起きているのか足もみで診断、がん、不妊など解決しづらい症状も次々と改善し、たちまち口コミで噂が広まる。足部反射区健康法指導員免許を取得出来るスクールも開講。自分の手で元気になれる足もみを世界中に広めたいと活動中。

http://www.ohana.bz/

Truth of beauty Ohana 愛知県名古屋市北区清水5丁目18-17 アメニティー清水壱番館301号室
052-508-8644（10時～17時）日曜・祝日休み

【引用・参考文献】

・国際若石健康研究会 日本分会編『若石 足はあなたの主治医』国際若石健康研究会 日本分会
・官 有謀『足の汚れ〈沈殿物〉が万病の原因だった』文化創作出版
・官 有謀『続・足の汚れ〈沈殿物〉が万病の原因だった』文化創作出版
・木暮 均『足もみレシピ』株式会社ジャスト　オフィス・エントリー

元気回復 足もみ力

著者 近澤愛沙

2012年4月10日　初版発行
2012年12月20日　7版発行

STAFF
撮影　Katsuya 'KATZ' Koike
モデル　野村里美　Yōko
ヘアメイク　村上由見子（Oh!Tiara）
装丁・デザイン　中島健作（ブランシック）
イラスト　なかしまゆみこ
編集協力　各務広子（シナプス）　古賀賢二（健康工房多治見）

商品問い合わせ先
㈱セグレート　052-441-1128
グッズ販売　http://www.segreto.cc/
※掲載商品は随時新商品に切り替わります。

発行者　横内正昭
発行所　株式会社ワニブックス
〒150-8482
東京都渋谷区恵比寿4-4-9　えびす大黒ビル
電　話　03-5449-2711（代表）
ワニブックスホームページ　http://www.wani.co.jp/

印刷所　大日本印刷

ISBN978-4-8470-9062-2
Printed in JAPAN 2012